Erasmus Zöckler
Zur Entscheidung verurteilt

Erasmus Zöckler

Zur Entscheidung verurteilt

Möglichkeiten und Grenzen
des ärztlichen Handelns

Erinnerungen eines Chirurgen

Walter Verlag Zürich und Düsseldorf

Die Deutsche Bibliothek – CIP-Einheitsaufnahme

Zöckler, Erasmus:
Zur Entscheidung verurteilt : Möglichkeiten und Grenzen des
ärztlichen Handelns ; Erinnerungen eines Chirurgen / Erasmus
Zöckler. – Zürich ; Düsseldorf : Walter, 1997
ISBN 3-530-30022-5

Satz: Utesch Satztechnik GmbH, Hamburg
Druck und Einband: Clausen & Bosse, Leck
Printed in Germany
ISBN 3-530-30022-5

Inhalt

Zu diesem Buch

Dieses Buch ist aus Tagebuchaufzeichnungen des Autors aus den Jahren 1954 bis 1989 entstanden. Sie wurden redaktionell überarbeitet, um Rückschlüsse auf lebende oder verstorbene Personen zu verhindern.

Alle Fachausdrücke werden im Glossar am Ende des Buches in alphabetischer Reihenfolge erläutert.

Einleitung

Der technische Fortschritt hat der Medizin ungeahnte Erfolge beschert und sie in eine Krise gestürzt, aus der sie sich aus eigener Kraft kaum befreien kann.

Als Zeus den Menschen das Feuer vorenthielt, entwendete es Prometheus den Göttern und brachte es auf die Erde. Damit begann nach Äschilos die Geschichte des Fortschrittes, freilich nicht die Geschichte der Entwicklung des menschlichen Erfindungsgeistes in voller Harmonie mit dem Göttlichen. Dieses Feuer ist vielmehr der Erkenntnistrieb, der uns immer mehr bis über die Grenzen unserer Vorstellung und des scheinbar Möglichen hinaustreibt.

Die Götter fesselten Prometheus zur Strafe an einen Felsen im Kaukasus.

Otto Hahn, der uns die Kernspaltung brachte, wurde von den Göttern nicht an einen Felsen gekettet. Er wurde von den Menschen mit dem Nobelpreis geehrt und starb eines natürlichen Todes.

Der Glaube an den Fortschritt rechtfertigt sowohl Prometheus, Otto Hahn, die Astronauten, die zum Mond flogen, und Christian Barnard, der das erste Herz transplantierte.

Der Fortschrittsglaube entsteht nicht in inneren Kämpfen und Konflikten und auch nicht durch Bekehrungen und Erleuchtungen. Er entsteht in der Faszination, die von seinen Erfolgen ausgeht. Dennoch müssen wir uns die Frage stellen, wie lange die Götter, die Prometheus bestraften, weiter unserem Treiben zusehen.

Die Zeiten, in denen sich Wissenschaft und Philosophie gegenseitig befruchteten, sind seit den großen Entdeckungen von

Kepler und Galilei, Newton und Leibniz graue Vergangenheit. Die Geheimnisse des Jenseitigen und die Dimension des Geistes haben wir längst verlassen. Der technische Fortschritt hat die Führung übernommen.

Hiob betete, als er an seinen Geschwüren fast verzweifelte, zu Gott um Heilung. Heute würde er mit einem Jeep in die Hautklinik von Damaskus fahren, es würden alle zur Verfügung stehenden immunologischen und bakteriologischen Testverfahren angewandt und mikroskopische Untersuchungen durchgeführt, und er würde, wenn er Glück hätte, auch ohne Gottes Hilfe geheilt werden.

In der Medizin hat der technische Fortschritt in den vergangenen dreißig Jahren ungeahnte Erfolge gebracht.

Im Jahre 1896 führte Rehn die erste Operation am schlagenden Herzen durch. 1955 gelang Gibbon in Amerika die erste Operation am ausgeschalteten Herzen mit Hilfe der Herz-Lungen-Maschine, und 1967 führte Barnard in Kapstadt die erste Herztransplantation durch. Zwischen diesen Meilensteinen der Chirurgie liegt die Entwicklung der modernen Anästhesie, Biochemie, der Röntgenologie, Nuklearmedizin und Immunologie.

Heute steht diese Medizin auf der Anklagebank. Die Skeptiker werfen ihr vor, daß sie Krankheiten und Symptome behandelt, nicht aber den kranken Menschen. Sie sei zu einer Reparaturmedizin geworden und habe die anthropologische Ganzheitsmedizin verlassen.

Der technische Fortschritt und das technisch Machbare diktieren unser ärztliches Handeln und unsere Entscheidungen. Der Patient aber fordert von uns den Einsatz aller diagnostischen Verfahren und die Behandlung mit den neuesten Therapieverfahren. So kann ein Arzt seinen über achtzigjährigen schwerkranken Patienten nicht sterben lassen, auch wenn er selbst zutiefst davon überzeugt ist, daß in diesem speziellen Fall die Verlängerung des Lebens inhuman ist. Eine große und riskante

Operation ist angezeigt und auch technisch durchführbar. Er ist verpflichtet, sie durchzuführen, wenn der Patient es will.

Die scheinbare Unbegrenztheit dieses Fortschreitens verhilft den einen zum Glauben an den Fortschritt, den anderen zu der erschreckenden Erkenntnis, daß die Bevormundung des Geistes durch das Prinzip des Machbaren in der Katastrophe enden muß. Wir sind an die Grenzen des Fortschritts gestoßen. Das Vertrauen, das wir in ihn gesetzt haben, ist erschüttert. So sind wir nun auf der Suche nach einer Kraft, die stärker ist als unser Fortschrittsglaube, wir suchen ein Jenseits, dem wir schon zur Zeit der Aufklärung den Rücken gekehrt haben. Wir finden es nicht wieder, und wo wir es zu erkennen glauben, wollen wir es nicht anerkennen. Wir befinden uns in einem Vakuum zwischen Rationalität und der irrationalen Hoffnung auf eine Veränderung der Lebenswelt.

Die Defizite der naturwissenschaftlich-technisch orientierten Medizin sind hinreichend bekannt. Lösungen aus diesem Teufelskreis bieten sich durchaus an, aber wir wollen sie nicht realisieren, weil wir nicht bereit sind, unser Leben von Grund auf zu ändern und auf Vorteile zu verzichten. Es gibt ernsthafte Bemühungen um eine exakte Analyse der Probleme der modernen Medizin. Daraus ließe sich eine Neuorientierung ablesen. Dieser konstruktiven Selbstkritik aus den Reihen der Ärzte steht eine weitverbreitete, aggressive Kritik gegenüber, die die Grenzen der Objektivität längst überschritten hat und die schließlich ideologischen Charakter annimmt. Sie gipfelt in Darstellungen wie derjenigen von Ivan Illich in seinem Buch «Die Nemesis der Medizin», wo er behauptet, die Medizin sei eine ernste Gefahr für unsere Gesundheit geworden.

Die viel beklagte Vertrauenskrise des Krankenhauses spiegelt das Dilemma wider, in der sich unsere Gesellschaft befindet. Die Kritik an der inhumanen Medizin und an den Entwicklungen des Fortschritts ist so widersprüchlich, weil wir unsere Ansprüche in immer stärkerem Maße geltend machen. Wir beklagen die immensen Kosten unseres Gesundheitswesens, fordern aber den Einsatz aller modernen diagnostischen Verfahren und Behandlungsmethoden, wenn es um unsere eigene Gesundheit geht. Wir fordern von Pflegenden und Ärzten menschliche Zuwendung und Verständnis rund um die Uhr und haben den Begriff des inhumanen Krankenhauses geprägt, aber wir wollen nicht in den Spiegel sehen, um zu erkennen, in wie hohem Maße der Verlust der Menschlichkeit in unserer Gesellschaft bis hin zu unseren eigenen Familien zu beklagen ist.

Die Vertrauenskrise des Krankenhauses ist die Krise unserer Gesellschaft. Die Pflegenden in einem Krankenhaus sind wir selber. Der jungen Krankenschwester wird, bevor sie die ersten Schritte in diese ihr noch fremde Berufswelt tut, lediglich eine weiße Bekleidung und der Tarifvertrag mitgegeben. Das Buch Hiob oder die Geschichte vom Lazarus gehören nicht zu ihrem geistigen Gepäck.

Die Beschreibung des *inhumanen Krankenhauses* gipfelt in den Beschreibungen der *Einsamkeit in unseren Medizinfabriken*, der *technischen Perversion der Medizin*. Ein namhafter Medizinjournalist und Kritiker beschreibt das Krankenhaus *als den Ort, in dem das Selbstwertgefühl und das Selbstvertrauen geschwächt würde. Statt ihm in seiner Not zu helfen, entzöge es dem Kranken den letzten Rest menschlicher Zuwendung, der Körper würde mißhandelt, die Seele ruiniert.*

Wir nehmen diese Kritik sehr ernst, weil sie in vielen Fällen berechtigt ist. Auf der anderen Seite wehren wir uns gegen Halbwahrheiten und dagegen, daß Begriffe wie der des seelenlosen Krankenhauses verallgemeinert werden, und stellen folgendes fest:

Das inhumane Krankenhaus ist so inhuman wie unsere Gesellschaft. Die Menschen sind in den Krankenhäusern so einsam, wie sie es oft auch in der Gesellschaft sind.

Auch ein Arzt und eine Schwester sind einsam, wenn es um schwierige Entscheidungen geht oder um die Konfrontation mit dem Sterben. Achtzig Prozent aller Menschen sterben heute in einem Krankenhaus. Für viele Menschen in der Gesellschaft sind Sterben und Tod tabu. Arzt und Pflegende erleben das Sterben aus nächster Nähe und fürchten sich.

Die technische Ausrichtung der naturwissenschaftlichen Medizin ist nicht der alleinige Grund für die Entfremdung. Im Zentrum der Kritik steht der berechtigte Vorwurf, die Pflegenden hätten zu wenig Zeit für Gespräche mit den Kranken. Die Frage muß gestellt werden, ob sie vor dreißig Jahren mehr Zeit für Gespräche am Krankenbett hatten. Die Ärzte der vorigen Generation stellen fest, daß dies nicht der Fall ist. Die technische Medizin stellte damals zwar noch nicht so hohe Anforderungen wie heute, aber die personelle Besetzung war um ein Vielfaches geringer. Das ärztliche Engagement und die menschliche Zuwendung sind damals wie heute begründet in der Persönlichkeit des Arztes und der Pflegenden.

Der Dualismus von Fortschritt und Geist wird zum zentralen Problem unserer heutigen Medizin. Die große Herausforderung an die Ärzte besteht darin, daß die geistigen Kräfte das Diktat über die Technik übernehmen müssen, wenn Ärzte unabhängige Entscheidungen treffen wollen.

Die entscheidenden Fragen lauten: Was können wir tun, was dürfen wir tun?

Vertrauen kann nur in gegenseitigem Verstehen und im Gespräch wiederhergestellt werden, und dieser Diskurs ist nur in der Öffentlichkeit möglich.

Es ist das Anliegen dieses Buches, die Gründe der Kritik zu beschreiben, aufgrund ganz persönlicher Erfahrungen darüber zu berichten, wie es wirklich ist, und wie ärztliche Entscheidungsprobleme bewältigt werden müssen.

Es soll der Versuch unternommen werden darzustellen, welchem Wandel die Medizin und das Arztsein im Verlauf der vergangenen vierzig Jahre unterworfen war. Nicht nur der technische Fortschritt ist atemberaubend, auch die Grundvoraussetzungen für unser ärztliches Handeln haben sich unmerklich zwar, dennoch aber entscheidend verändert. Eine Besinnung auf die ethischen Grundwerte ist ein Gebot der Stunde.

Kapitel 1

Anfänge

Anfang der sechziger Jahre ereignete sich in der Herzchirurgie eine revolutionäre Veränderung. Während bis dahin fast ausschließlich angeborene Herzfehler operiert worden waren, wagte man sich nunmehr an die erkrankten und veränderten Herzklappen. Ihre Deformierung bewirkte entweder eine Schluß-unfähigkeit, oder sie führte zu einer Einengung der Klappen-öffnung. In beiden Fällen war die Folge eine Überlastung der vorgeschalteten Herzmuskelbereiche, was im Laufe der Zeit je nach Schweregrad zur Herzinsuffizienz und zum Tode führen mußte. Das Revolutionäre an den neuen Operationsverfahren war die Tatsache, daß man nunmehr die Klappen vollständig entfernen und durch Kunststoffventile ersetzen konnte.

Wie viele Pionierleistungen der Chirurgie war auch diese über-schattet von den anfänglichen Mißerfolgen und Todesfällen. In den ersten Monaten nach Einführung der neuen Operationsver-fahren starben über fünfzig Prozent der Patienten. Einige der damals gebräuchlichen Herz-Lungen-Maschinen beschädigten bei den damals noch sehr langen Operationszeiten die roten Blutkörperchen. Schwere Nachblutungen waren die Folge. Bei jedem dieser großen Eingriffe wurden neue Erfahrungen und Erkenntnisse gesammelt. Die Maschinen wurden verbessert und umkonstruiert. In wenigen Jahren wurde der Klappenersatz zu einer Routineoperation in der Herzchirurgie. Heute liegt die Operationssterblichkeit, wenn es sich um den Ersatz einer Klap-pe handelt, zwischen 1,4 und 2,9 Prozent, und wegen der über-zeugenden Erfolge werden im Hinblick auf die deutlich verbes-serte Lebensqualität sogar ältere Menschen über achtzig Jahren mit Erfolg operiert.

Die Erfolge späterer Zeiten werfen einen gnädigen Schleier über die Gräber der Opfer. Die Geschichte der Medizin und ihrer großen Erfolge lebt vom schlechten Gedächtnis.

Die anfänglichen Opfer können allerdings kaum gerechtfertigt werden, ohne die Persönlichkeiten und Motive der Pioniere der ersten Stunde zu würdigen. Viele von ihnen werden von ihren Ideen getrieben. Sie erleben auf dem Wege bis zur Verwirklichung dieser Ideen selbst die schwersten Enttäuschungen und rechtfertigen die Opfer, die sie verursachen, weil sie so leidenschaftlich und überzeugt sind. Durch die späteren Erfolge fühlen sie sich bestätigt.

Graf Zeppelin baute zusammen mit Kober das erste starre Luftschiff. Durch eine elektrische Entladung wurde eines der ersten Schiffe zerstört, ein anderes verbrannte bei einer Nordatlantiküberquerung bei Lakehurst. Die kritischen Stimmen sind vergessen. Geblieben ist die Bewunderung.

Im Jahre 1896 führte Rehn[1] die erste Herzoperation durch. Er tat dies in einer äußersten Notsituation bei einem Mann, der durch einen Messerstich verletzt worden war, und er hatte mit dieser großen Tat eine Grenze überschritten, die damals noch tabu war: das schlagende Herz! Er mußte sich auf einem Kongreß gegen die Kritik der damaligen Ärzteschaft verteidigen. Der berühmte Theodor Billroth, dem wir die Entwicklung der Magenchirurgie verdanken, sagte damals: «Der Chirurg, der versucht, ein Herz zu nähen, verdient es, die Achtung seiner Kollegen zu verlieren.»[2] Aber der von uns allen verehrte Billroth erwähnte nicht die Sammelstatistik des Kulmer Chirurgen Rydygiers, in der von einer postoperativen Sterblichkeit von 74 Prozent bei den ersten 23 Magenoperationen berichtet wird.[3] Ein Kommentator zu einem Aufsatz über die erste Magenresektion schreibt: «Hoffentlich war es die letzte.»[4]

Als der New Yorker Herzspezialist Alfred Hyman das Herz im Stadium des Stillstandes durch elektrische Stromstöße wiederbelebte, wurde er 1932 von seinen Kollegen vor Gericht beschuldigt, er habe sich in Gottes Vorsehung eingemischt. Wer hätte 1967, als Barnard[5] in Kapstadt das erste menschliche Herz transplantierte, nach einer hohen Anfangssterblichkeit geahnt, daß dreißig Jahre später die Operationssterblichkeit auf 8 bis 15 Prozent sinken würde und daß 75 Prozent der Transplantierten die Fünf-Jahres-Grenze überleben würden?

Bei allen Überlegungen haben wir bisher den leidenden Patienten übergangen, der jede auch noch so riskante Gelegenheit ergreift, wenn es um die Beendigung seines Leidens und um das Überleben geht. Wäre es nicht denkbar, daß eine höhere Instanz die Fäden knüpft, daß Gott selbst die einmalige Konstellation arrangiert, nämlich die Begegnung des von Leidenschaft und Ehrgeiz getriebenen Chirurgen, der zum ersten Mal diese große Operation am Menschen wagen will, mit jenem Leidgeplagten, der ihm einen Blankoscheck an Vertrauen ausstellt?

Der 43jährige Elektroingenieur Arne Larson war infolge einer vollständigen Blockierung der Nervenleitung im Herzen mehrfach dem Tode nahe.[6] Fieberhaft arbeiteten zwei Männer, Ake Senning und Dr. Rune Elmquist, daran, für ihn die erste Schrittmacherbatterie zusammenzubauen. Dieser erste Schrittmacher fällt nach drei Stunden aus, ein zweiter wird eingebaut, der etwa neun Wochen funktioniert, und erst drei Jahre später gelingt es, eine Quecksilberbatterie zu installieren. 1983 tritt Arne Larson auf dem internationalen Schrittmacherkongreß in Wien als lebender Zeuge auf. Er hat mittlerweile die 23. Batterie.

1881 hat die 43jährige Frau Therese Heller, Mutter von acht Kindern, alles in Bewegung gesetzt, um zu Professor Billroth nach Wien zu kommen. Sie kann keine Speisen mehr zu sich nehmen. Ein Tumor hat den Magenausgang belegt. Billroth entschließt sich angesichts dieser hoffnungslosen Situation zu der historischen ersten Magenoperation. Drei Wochen später verläßt die Frau das Krankenhaus.[7] Vier Monate später stirbt sie, weil der Tumor nicht radikal entfernt werden konnte.

Wären wir bereit, einen göttlichen Plan zu akzeptieren, in dem bestimmt wurde, daß Arne Larson Ake Sening und Rune Elmquist ebenso begegnen mußte wie Therese Heller Theodor

Billroth? Und wenn wir dieses merkwürdige Zusammentreffen mit zwei Polen vergleichen würden, die unter einer starken Spannung stehen, so würde der göttliche Funken gezündet werden, aus dem eine neue Ära der Medizin sich entwickelte. Eine sehr aufregende Vorstellung. Der Fortschritt würde auf diese Weise etwas von seiner bedrohlichen Eigendynamik verlieren.

Wir beklagen den ungehemmten technischen Fortschritt und die Macht, die er über uns ausübt. Er hat viele unserer ethischen Grundbegriffe oder unsere Einstellung zu ihnen verändert. Wenn wir diesen ethischen Forderungen absolute Priorität einräumen würden, so könnten wir den Anfängen wehren, indem wir die Opfer, die der Fortschritt fordert, nicht zuließen. Auf diese Weise könnten wir seine schrankenlose Ausdehnung verhindern. Als der große französische Chirurg Jules Emile Péan am 9. April 1879, also zwei Jahre vor Billroth, die erste operative Entfernung des unteren Magenausganges wagte und der Patient am fünften postoperativen Tage starb, hat er sich äußerst kritisch geäußert. Er hat, soweit bekannt geworden ist, nie wieder eine solche Operation durchgeführt.[8]

Wir könnten die Organtransplantation ebenso stoppen wie die Genforschung, aber wir tun es nicht und können es nicht tun, weil wir uns, allen Beteuerungen zum Trotz, in unserem Glauben und Denken dem Fortschritt verpflichtet fühlen. Theodor Billroth hatte trotz des tödlichen Ausganges der vor ihm durchgeführten Magenoperationen den Mut weiterzumachen, und sein Ruhm, die Ära der wissenschaftlichen Chirurgie begründet zu haben, strahlt bis heute. Nur wer in alten Veröffentlichungen forscht, erfährt etwas von seinen Todesfällen. Wir können auf die Errungenschaften des Fortschrittes weder in der Medizin noch auf anderen Gebieten verzichten, und niemand von uns wäre bereit, wie die Amischen in Amerika jeglichem technischen Fortschritt zu entsagen. Die Faszination, welche die großen Pioniere erfaßt, macht in der operativen Medizin auch vor jenen nicht halt, die sich als Lernende von einer Operationsmethode zur anderen fortschreitend auch die schwierigsten Techniken aneignen wollen und müssen, um gute Chirurgen zu werden. Bemerkenswert ist, daß dieser Lernprozeß und die Faszination auch den erfahrenen Chirurgen betrifft, wenn er neue Methoden übernimmt oder gar selbst entwickelt.

«Der Anfänger in der Chirurgie stellt für den Patienten ein Risiko dar», so wird in einem Zeitungsartikel behauptet. «Würden Sie sich von einem Mann operieren lassen, der eine große Operation zum ersten Mal selbständig durchführt? Würden Sie einen Flug über den Ozean nicht lieber mit einem erfahrenen Kapitän eines Jumbo-Jets machen als mit einem Anfänger?»

Der sogenannte Anfänger in der Chirurgie ist durchaus mit dem Kapitän vergleichbar, denn so wie dieser Hunderte von Flugstunden und Tests absolvieren muß, bis er die Verantwortung für seine Passagiere übernehmen kann, muß auch der Chirurg, jahrelang zuerst als zweiter, dann später als erster Assistent, an speziellen Operationen beteiligt sein, ehe er die Eingriffe selbständig, aber zunächst unter Leitung eines erfahrenen Oberarztes oder des Chefs durchführt. Erst dann, wenn er zahlreiche dieser Prüfungen mit Erfolg bestanden hat, wird ihm bescheinigt, daß er ganz selbständig operieren kann. Auch jetzt hat er noch immer die Möglichkeit, einen Oberarzt oder den Chef zu rufen, wenn Schwierigkeiten auftreten sollten. Eine derartige Ausbildung erfolgt in allen Abteilungen, die zur Facharztanerkennung zugelassen sind.

Zugegeben: Nicht in jeder chirurgischen Abteilung sind derartige strenge Ausbildungsvoraussetzungen gegeben. Man wird also neben der Wahl des Arztes auch den Ruf der jeweiligen Klinik berücksichtigen müssen. Er hängt wesentlich von den geschilderten Kriterien der Ausbildung ab.

Meine erste Magenoperation

Übermorgen werde ich selbständig meinen ersten Magen operieren. Ich fühle mich sicher. Dennoch sitze ich bis spätabends an meinem Schreibtisch und präge mir die Anatomie des Magens und seine Blutversorgung ein, vor allem die verschiedensten Lymphknotenstationen. Ich weiß das doch alles. Ich frage mich, ob ich Angst habe. Seit zwei Jahren assistiere ich bei Magenoperationen. Ich habe fünfzehn Mägen mit älteren Ärzten operiert.

Und wenn es wider Erwarten nicht ein Geschwür am Magenausgang oder Zwölffingerdarm, sondern ein beginnendes Karzinom wäre, wenn ich dann auf einmal gezwungen wäre, den Magen vollständig zu entfernen? Es wäre auf einmal ein ungleich größerer und riskanterer Eingriff. Dann könnte ich den Chef holen oder einen Oberarzt. Aber ich traue mir zu, es selbst zu machen.

Jetzt schlage ich die Operationslehre auf. Ich könnte einen Vortrag über die Entwicklung der Magenchirurgie halten, und ich könnte alle gängigen Verfahren der Ulkus- und der Karzinomchirurgie im Detail aufzeichnen.

Wenn ich nun doch das alles einmal veröffentlichen würde? Würde ich dann zugeben, daß ich doch Angst habe?

Vor vier Jahren habe ich in diesem Hause als Assistent angefangen. Es gibt sehr routinierte Operateure hier. Ich habe im Studium große Männer operieren sehen. Werde ich jemals so weit kommen? Die Frage war mitunter Anlaß zu erheblichen Zweifeln. Es gibt keine Garantie dafür, daß ich bis zu den großen Operationen vordringen werde.

Warum spricht man mit seinen Kollegen nicht über diese Zweifel und warum nicht über Angst?

Es gibt Meilensteine in der Ausbildung: der erste Blinddarm, der erste Leistenbruch, die erste Gallen- und Schilddrüsenoperation. Morgen also der Beginn der großen Bauchchirurgie.

Ich muß von Margot berichten. Sie ist Stationsschwester auf der Männerstation. Manchmal denke ich, sie müßte schon immer dagewesen sein, bevor es diese Station gab. Jedenfalls wohnt sie als einzige Schwester im Hause. Niemand weiß, wie alt Margot wirklich ist. Ich glaube, sie ist an die Sechzig. Sie hat einen Buckel und geht ein wenig schief. Sie guckt einen darum etwas von unten und von der Seite an. Margot scheint kein Privatleben zu haben. Wenn sie dennoch einen Tag weg ist, dann sagt garantiert irgend jemand vorwurfsvoll: Wo ist Margot eigentlich? Die Ausbildung einer ganzen Ärztegeneration hat sie hier auf der Station erlebt, und viele Fotos dieser Ehemaligen hängen in ihrem Zimmer an der Seitenwand des Kleiderschrankes.

Margot ist wohl die einzige, die weiß, daß man Angst hat. Heute hat sie zu mir gesagt:

«Stellen Sie sich ja nicht so an. Als ob Sie der erste sind, der hier lernt, einen Magen zu operieren.»

«Sie haben so eine feine Art, einem Mut zu machen.»

«Irgendwer muß es ja wohl machen.»

Sie würde nie jemandem zeigen, daß sie ihn liebt, aber es gibt unter den Assistenten und gleichermaßen auch unter den Patienten Favoriten. Ich glaube, der Mann, den ich morgen operieren soll, gehört dazu. Manchmal besucht sie diese Patienten abends, wenn die Ärzte nach Hause gegangen sind. Das sind Margots Privatvisiten.

Die Biographie des Mannes, den ich operieren soll, ist bekannt. Für die Krankengeschichte und die Beurteilung der Entstehung seiner Krankheit sind wesentliche Aspekte aus seinem Leben stichwortartig im Krankenblatt vermerkt worden:

45jähriger Patient, verheiratet, zwei Kinder, von Beruf Elektroingenieur, seit einem Jahr selbständig. Ein Zusammenhang

zwischen der Entstehung des Ulkus duodeni und dem Lei-
stungsdruck des jungen Unternehmers ist wahrscheinlich. Har-
monisches Familienleben – treibt viel Sport. Interessiert an Mu-
sik und Literatur ...

Ich habe ihn vor drei Tagen gründlich untersucht. Auf dem
Nachttisch lag das Buch von Thorwald ‹Das Weltreich der Chirurgen›.

Vermutlich ist er einer, der viel von Medizin und seiner eigenen Krankheit zu wissen glaubt, habe ich gedacht, ein Laie mit
Halbwissen.

Häufig braucht es seine Zeit, bis ein Vorurteil korrigiert wird.
Manchmal wird es bedauerlicherweise nie wirklich überwun-
den. In diesem Falle ist es sehr schnell gegangen. Nach der Untersuchung habe ich mich geschämt. Der Mann war ganz anders. Übrigens lag auch der ‹Stechlin› von Fontane auf seinem
Nachttisch.

Ich könnte jetzt alles in das Tagebuch eintragen, was wir
miteinander gesprochen haben. Dies ist kein eigentliches Tagebuch und schon gar nicht eine Autobiographie. Es sind nichts
anderes als Berichte über Begegnungen und über Operationen.
Ich kann nicht jedes Gespräch wörtlich aus dem Gedächtnis
wiedergeben. Ich muß kürzen, das Wesentliche festhalten, ver-
dichten. Ich muß beschreiben, was in der Luft liegt. Er sieht
mich keineswegs mißtrauisch an, eher wohlwollend und interessiert.

Ich stehe vor seinem Bett und stelle mich vor. Ein kräftiger
Händedruck. Der Patient wirkt nicht wie ein Kranker, ist braun
gebrannt, offenbar durchtrainiert. Während er das Hemd aus-
zieht, wirft er noch einen Blick auf das Buch von Thorwald und
auf den Fontane.

Einer, der sich den ‹Stechlin› ins Krankenhaus mitnimmt, der
müßte mir eigentlich sympathisch sein, denke ich. Warten wir
es ab.

Der Mann verfolgt mit den Augen alles, was ich jetzt mit
meinem Stethoskop und mit den Händen tue: die Auskultation

und Perkussion des Herzens und der Lunge und dann das Abtasten des Bauches.

«Bitte atmen Sie sehr tief ein und aus, und versuchen Sie die Bauchmuskeln völlig zu entspannen.»

Immer dieser eindringliche Blick.

Ich taste den Leberrand ab. Man muß sich sehr konzentrieren, wenn man auf diese Weise die Größe der Leber abschätzen will. Ich schließe manchmal die Augen dabei, weil ich dann nicht abgelenkt werde. Das tue ich sozusagen willkürlich, aber jetzt in diesem Augenblick ist es mir fast peinlich, weil er mich doch unentwegt beobachtet.

Die Untersuchung ist abgeschlossen. Ich sitze auf dem Hocker neben dem Bett und mache meine Notizen, während er mich noch immer ansieht:

Guter Allgemeinzustand, keine Zeichen für Anämie. Kopf und Hals unauffällig, keine Lymphome. Pupillenreaktionen unauffällig. Herztöne rein, Grenzen im Normbereich. Lunge auskultatorisch und perkussorisch unauffällig. Bauchdecken weich eindrückbar, Leber am Rippenbogen weich. Deutlicher Druckschmerz im rechten Oberbauch.

Dann kommen seine Fragen, präzise Fragen, die eine klare Antwort verlangen; wie ein Examen ist das.

Wie hoch das Risiko sei, will er wissen, wie hoch die Sterblichkeitsrate bei diesen Eingriffen ist, welche konservativen alternativen Behandlungsmöglichkeiten es gäbe und so weiter. Für Augenblicke scheint es so, als führe *er* das Gespräch und nicht ich.

Das hat mich aus dem Konzept gebracht, und darum bin ich ans Fenster getreten. Ich dachte, daß ich erst einmal nachdenken müsse, wie das weitergehen soll. Das war nicht lang, nur Augenblicke. Der Mann hat nämlich soeben gefragt, wie viele Magenresektionen in der chirurgischen Abteilung pro Monat gemacht werden. Vermutlich wird er jetzt auch fragen, wie viele Operationen dieser Art ich, der Stationsarzt, selbst schon gemacht habe. Ich bin ziemlich sicher, daß er fragen wird, und dann muß ich Farbe bekennen. Es wird eine unangenehme, peinliche Situation entstehen, weil der Mann es dann möglicherweise ablehnen wird, sich von mir operieren zu lassen. Er ist ein Mann, der selbst bestimmen will, was hier mit ihm geschieht. Darum bin ich um das Bett herum gegangen und ans Fenster getreten. Ich dachte noch:

Was ist das für ein Mann? Wir wissen beide nichts voneinander. Für ihn gibt es im Augenblick nur das weiße Bett, den Schrank, kein Bild an der weißen Wand, den Stuhl, auf dem ich soeben noch gesessen bin, und dann das Fenster, mehr nicht, und natürlich ist da noch der Himmel mit Wolken. Nichts von alledem steht in Beziehung zu ihm. Sein Zuhause, die Frau, sein Garten, sein Arbeitszimmer, sein Ingenieursbüro, alles das ist mir als seinem behandelnden Arzt gänzlich unbekannt.

Er hat das Nachthemd wieder angezogen.

Ich spüre seinen Blick im Rücken.

Unten auf dem Parkplatz neben einem Auto mit geöffneter Tür ein kleines Mädchen mit einer Frau, offenbar wird es ins Krankenhaus gebracht.

Ich stehe hier am Fenster und will Zeit gewinnen. Ich habe seit drei Jahren zuerst als zweiter, dann als erster Assistent mitoperiert. Ich habe fünfzehn Resektionen unter Assistenz des Chefs und des Oberarztes gemacht. Ich bin kompetent.

Das kleine Mädchen wird von einer Krankenschwester auf den Arm genommen. Es weint.

Ich nehme wieder Platz auf dem Schemel neben seinem Bett.

«Ich denke, Sie haben noch viel mehr Fragen», sage ich, «fragen Sie bitte. Ich werde versuchen zu antworten.»

Die Frage nach meiner eigenen Erfahrung als Magenchirurg kommt nicht, obwohl sie eigentlich ganz logisch jetzt gestellt werden müßte. Der Mann lächelt nur. Dann fragt er nach technischen Einzelheiten. Er ist Ingenieur, will offensichtlich mitentscheiden, sich nicht einfach blind anvertrauen.

Ich erkläre, was eine Billroth-I- und eine Billroth-II-Operation ist, erkläre die Vor- und Nachteile, und warum wir hier fast ausschließlich die zweite Methode bevorzugen, weil es hier im Hause zu einer etablierten Routinemethode mit den besten Erfolgen geworden ist. Natürlich sage ich nicht, daß ich selbst, später, wenn ich mein eigener Herr sein werde, nur nach Billroth I operieren werde. Das Verfahren erscheint mir hinsichtlich der Speisepassage sinnvoller und weniger gefährlich.*

Und dann am Ende – ich habe doch tatsächlich fast eine geschlagene Stunde an seinem Bett gesessen – haben wir auch über den Stechlin gesprochen.

Irgendeine völlig unberechtigte Ahnung oder Befürchtung, daß es vielleicht doch ein Karzinom sein könnte. Darum diese verrückten Studien der Operationsverfahren, die ich doch alle kenne.

Die Operation

Der Patient wird in den Vorbereitungsraum gefahren. Schwester Margot steht an seinem Kopfende. Sie wird wie immer so lange bleiben, bis er in der Narkose eingeschlafen ist. Sie beugt sich noch einmal zu ihm hinunter, und dann lachen beide. Mit den Fingern der rechten Hand macht sie die Bewegung des Geldzählens. Was sie sich wohl wieder ausgedacht hat, denke ich.

Eröffnung der Bauchhöhle. Nachdem die Assistenten die Bauchhaken eingesetzt haben, bestätigt sich das, was ich befürchtet hatte. Im Bereich des Magenausganges und des oberen Zwölffingerdarmes finde ich schwer entzündliche Verwachsungen. Die Angst hat noch einen anderen Grund: Wenn man jemandem vor der Operation begegnet ist wie diesem Mann, dann ist es schwieriger, ganz unbeeinflußt an so einen Bauch heranzugehen.

Ich muß den Zwölffingerdarm aus diesen Verwachsungen lösen und, wie die Chirurgen sagen, mobilisieren, damit ich den ulkustragenden Teil freilege und mit dem unteren Magenanteil

---

* Diese Tagebuchnotiz stammt aus einer Zeit, als die später gängige Methode der *Vagotomie* noch nicht entwickelt war.

zusammen resezieren kann. Vor allem aber muß danach die Öffnung des Zwölffingerdarmes locker und ohne Spannung vernäht werden.

Ich fange an, vorsichtig die entzündlichen Schwielen vom Zwölffingerdarm abzulösen. Das ist nicht so, als würde man die Schalen einer Zwiebel ablösen. Das ginge ja dann einfach, Schicht für Schicht. Nein, das ist ganz anders. Es klebt alles aneinander, man hat Schwierigkeiten, in die richtige Schicht zu kommen. Es ist so, als würde man ein Ei abpellen, das nicht abgeschreckt ist, nur ist es noch viel, viel schwieriger, und unter den Schwielen ist die Darmwand, die man nicht verletzen sollte, und darunter in unmittelbarer Nähe die Hauptschlagader der Leber und der Gallengang.

Ich präpariere und denke immer wieder an irgendwelche Komplikationen, die ich erlebt habe, und daran, daß später, wenn ich den Darm in zwei Schichten einstülpend vernähe, diese Nähte nicht halten könnten. Das ist ja alles schon vorgekommen, und ich befürchte in solchen Augenblicken immer das Schlimmste. Ich denke, am fünften Tag oder sogar am sechsten oder siebenten Tag nach der Operation kann es zur Insuffizienz, zu einem Leck kommen, eine Komplikation, die es eigentlich nur beim Billroth II gibt. Auf einmal läuft dann die Soße aus dem Bauch, weil die Nähte nicht gehalten haben.

Es sind ja nur Gedankenfetzen, während man operiert.

Um es kurz zu machen: Wir haben alles nach den Regeln der Kunst hinbekommen, und ich war mir ganz sicher, daß diese Vernähung des Duodenalstumpfes perfekt war, locker, mit ganz sicheren Nähten, und bevor ich den Bauch verschlossen habe, habe ich noch ein dickes Drain in die Nähe des Stumpfes gelegt, ein sogenanntes Sicherheitsdrain. Wenn der Stumpf wirklich aufgehen sollte, dann liefe der Dreck nicht in die Bauchhöhle, sondern durch diesen Schlauch nach außen.

In diesem Augenblick kommt Margot in den Saal. Sie hat sich wie alle umgekleidet. Der blaue Operationskittel hängt wie ein zu weiter Talar um sie herum, um ihre krumme Gestalt, und die

Kopfbedeckung sieht verwegen aus. Sie bleibt hinter dem Narkoseschirm stehen, stellt sich auf die Zehenspitzen, damit sie das Operationsfeld übersehen kann.

«Für den Anfang machen Sie das ganz gut, Doktor, ich wollte nur mal kontrollieren. Man muß ja aufpassen, daß ihr alles richtig macht», sagt sie.

Aber damit ist es noch nicht genug. Als sie schon wieder an der Tür ist, sagt sie: «Machen Sie so weiter, Doktor, bei uns sind auch die Dümmsten irgendwann einmal Chef geworden.»

Das Lachen im Saal hörte sie noch in der Umkleidekabine.

Am zweiten Tag

Ich habe Margot gefragt, was sie eigentlich damals am Morgen dem Mann erzählt habe und was das mit dem Geldzählen sollte.

«Also Doktor. Sie müssen ja nicht alles erfahren, was ich mit meinen Privatpatienten rede. Aber weil Sie es sind, will ich es Ihnen sagen. Also das war so: Wir wollten das Bett aus dem Zimmer in den Operationssaal fahren. Ich habe schon die Bremsen gelöst und wollte gerade losfahren. Monika war am Fußende, und da fing er auf einmal damit an, daß er in seiner Nachttischschublade die Geldbörse habe, und ich sagte zu ihm: ‹Sie haben wohl Angst, daß wir uns hier bedienen.› Na ja, sie kennen den ja jetzt. Das ist ein ganz kluger Pfiffiger, dieser Ingenieur. Er hat gelacht, und ich sagte zu ihm: ‹Nehmen Sie mal besser ein paar Scheine raus, und den Rest lassen Sie mir zur Aufbewahrung. Legen Sie sie unters Kopfkissen, und wenn sie fertig sind, ich meine die Ärzte, dann geben Sie ihnen ein Trinkgeld. Das wäre doch anständig, oder?› Dann sind wir losgefahren, und der hat gelacht, bis wir in den Saal kamen.

Drei Tage danach

Die Operation war also ganz in Ordnung, aber ich gehe jeden Tag zweimal an sein Bett, und am Morgen, wenn ich in die Klinik komme, dann gehe ich zuerst zu ihm. Schließlich ist es mein Patient, und mein erster Blick geht immer zum Plastikbeutel, der mit dem Sicherheitsdrain verbunden und unten am Bett befestigt ist.

Am siebenten Tage

Ein völlig normaler Verlauf. Ich denke, daß es ja nun eigentlich geschafft ist, und dann denke ich, daß ich doch schon so viele Patienten selber operiert habe und warum ich es nun bei diesem einen so spannend mache.

Am Nachmittag komme ich in sein Zimmer und sehe wie immer erst nach dem Plastikbeutel. Er ist voll von grünlichem Sekret. Ich bekomme einen eisigen Schreck. Das Wort *eisig* ist angemessen. Ich blicke nur auf diesen schrecklichen Beutel. Wie soll man das jemandem erklären, der kein Chirurg ist? Da hängt dieser Beutel mit dem Darmsekret unter dem Bett, und es ist klar, daß eine Naht nicht gehalten hat. Das ist wie ein vernichtendes Urteil.

Ohne etwas zu sagen, gehe ich raus und renne ins Stationszimmer. Die für dieses Zimmer zuständige Schwester telefoniert. Ich stelle mich neben sie, fasse sie am Arm, sie unterbricht das Gespräch, hält ihre Hand vor den Hörer. Was denn um Gottes willen los sei.

«Was los ist?» sage ich. «Der Magen! Der Magen auf Zimmer 10, Schwester Monika!»

Ich weiß, daß ich unbeherrscht gewesen bin. Schließlich konnte Monika nichts dafür, daß die Nähte nicht gehalten haben, und wenn sie es vorher gesehen hätte, was hätte das geändert?

Ich weiß, ich habe sie angeschrien. Ich tue das eigentlich nie.

«Es ist eine Insuffizienz, Monika.»

Margot dreht sich auf ihrem Hocker am Schreibtisch um.

«Wieso denn Insuffizienz?» fragt Monika und sieht mich ganz verstört an.

«Dreihundert Kubikzentimeter im Beutel», sage ich. Und dabei habe ich meine Hände vor das Gesicht gehalten. Sie aber fängt an zu lachen und strahlt mich an.

«Doktor, entschuldigen Sie, ich mußte ans Telefon, und da hab' ich den Beutel von dem Mann mit der Dünndarmfistel, den ich gerade ausleeren wollte, an das Bett von dem Magenpatienten gehängt und bin schnell hierhergelaufen. In seinem Beutel war kein Tropfen.»

Da habe ich sie umarmt.

«Jetzt reicht es aber», sagt Margot. «Erst alle verrückt machen und dann noch die jungen Mädchen umarmen.»

Am Tage seiner Entlassung
Wir haben bereits das Notwendige in der letzten Abschiedsvisite besprochen, aber der Mann will sich noch einmal allein, nicht im Beisein seines Bettnachbarn, bei seinem Operateur bedanken.

Wir sitzen uns gegenüber. Übrigens fühlt man sich in Gesprächen hier sicherer als am Krankenbett. Man sitzt an seinem Schreibtisch erhöht wie auf einem Podium, hinter sich gescheite Bücher, Zeitschriften auf dem Tisch und gegenüber eine Untersuchungsliege. Der Besucher auf einem Stuhl. Zwischen uns der breite Schreibtisch. Man hat einen Heimvorteil.

Der Patient lächelt wie damals, als ich die Frage erwartet hatte, wie viele Resektionen ich schon durchgeführt hätte.

«Ich wollte Ihnen danken und sagen, daß ich mich mit Ihnen gefreut habe.»

«Mit mir gefreut, wie soll ich das verstehen?»

«Es war doch Ihr erster Magen, den Sie so ganz selbständig ohne einen Chef operiert haben.»

«Woher wissen Sie das?» sage ich, und in diesem Augenblick kommt mir ein Verdacht: Margot!

«Ich wußte es doch von Anfang an, schon damals, als Sie mich so gründlich untersucht haben.» Er merkt, daß es mir die Sprache verschlägt, und fragt:

«Wie ist das, haben Sie Angst gehabt?»

Ich bin gar nicht dazu gekommen, ihn zu fragen, woher er das gewußt hat. Aber ich habe ihm gesagt, daß es keineswegs ein einfacher Magen war, und dann ist mir das mit Schwester Liliane eingefallen. Die verrückte Geschichte in dem kleinen Krankenhaus in Oberbayern.

«Das muß ich Ihnen erzählen», sage ich.

«Es waren alles Franziskanerschwestern, die mit den großen Hauben, die wie Flügel neben ihrem Kopf flattern, und die nur das Gesicht in einem weißen Viereck frei lassen, nur dieses Gesicht, sonst sehen sie von so einer Frau nichts, und natürlich die Hände. Liliane war vielleicht fünfzig, und sie hatte sehr breite, kräftige Hände. Sie war die Operationsschwester. Sie war äußerst geschickt im Anreichen der Instrumente. Manchmal habe ich gedacht: Du möchtest wissen, wie sie aussieht, wenn sie diese Haube abnimmt. Vielleicht sieht sie dann ganz anders aus, wenn du ihre Haare siehst, die glatt gescheitelt um den Kopf liegen und den Hals, aber es war nur immer dieses Viereck.

Diese Frau war wie eine Heilige, sie war wirklich eine. Sie hat mich sehr gern gehabt und hat jedesmal mit mir gelitten, wenn der Chef bei einer Operation, die ich unter seiner Assistenz durchführte, unbeherrscht war. Dann hatte er immer mit dem Fuß gestampft. Es dauerte ihm einfach zu lange. Ich präparierte natürlich exakt und äußerst vorsichtig. Ich litt, und sie wußte es.

Dann durfte ich meine erste Galle operieren. Ich hatte damals noch wenig Erfahrung, und ich hatte Angst, obwohl ich es mir technisch durchaus zutraute.

Am Morgen des Operationstages sah ich, wie Schwester Liliane eine große Kerze in den Händen hielt. Sie stellte sie auf das Fensterbrett und zündete sie an, und ich dachte, daß es wieder irgendein katholischer Feiertag sei. Warum sollte sie sonst eine Kerze anzünden?

Bei der Operation wieder diese Treiberei des Chefs. Er hatte keine Geduld. ‹So machen Sie doch›, hatte er gesagt. Ich denke immer daran, wenn ich heute einem Jüngeren assistiere. So kann man es nicht machen. Wider meinen Willen mußte ich an der entscheidenden Stelle auf seine Anordnung hin rasch und eben nicht sorgfältig präparieren. Am liebsten hätte ich gesagt, daß er es doch besser selber machen solle, aber ich bin ja ehrlich: Es war meine erste Galle, und ich wollte sie machen.

Ich löste also die Gallenblase von der Leberunterfläche ab, wie üblich, und unterband den kleinen Gang, der von ihr zum Hauptgallengang führt. Aber ich hatte die Einmündungsstelle nicht so präpariert, wie ich es gerne gemacht hätte. Der Chef hatte gesagt, ich solle es nicht so umständlich machen. Er hatte keine Geduld, er stampfte wieder mit dem Fuß, und ich sage das bestimmt nicht, weil ich die Schuld auf ihn schiebe, ganz bestimmt nicht! Als die Gallenblase heraus war, merkten wir, daß ich mit der Unterbindung zu tief an der Einmündung war. Der Hauptgang war eingeengt. Mir lief es eiskalt über den Rücken, und Wut kam hoch. Schließlich hatte er mich nicht so präparieren lassen, wie es meinen Vorstellungen entsprochen hatte. Der Faden bzw. der Knoten mußte gelöst und der eingeengte Gallengang eröffnet werden. Wir mußten einen Schlauch, eine sogenannte T-Drainage, in den Hauptgallengang legen. Also eine Komplikation bei meiner ersten Galle. Schließlich ging es ja doch noch gut!»

«Und die Kerze?» fragt der Ingenieur.

«Liliane hatte sie angezündet, weil es meine erste Galle war. Vermutlich hat sie mich in ihr Morgengebet eingeschlossen. Das hat sie mir, soweit ich mich erinnern kann, nicht gesagt.»

«Eine Kerze», sagt er und sieht an mir vorbei aus dem Fenster. Vielleicht denkt er jetzt: So ist das also bei den Chirurgen.

«Ja, nichts als eine Kerze.»

Am Abend

Ich habe gestern Nachtdienst gehabt. Ich glaube, ich gehöre zu den erwähnten Favoriten von Margot, weil sie mich beim Nachtdienst immer in ihr Zimmer einlädt. Das tut sie doch nur bei jemandem, den sie in ihr Herz geschlossen hat. Es gibt wie immer Tee und Röstbrote.

Sie beugt sich über den Röstapparat, und ich sehe die Kontur ihres Buckels sehr deutlich gegen das Licht der Stehlampe.

33

«Manchmal seid ihr völlig verrückt», hat sie angefangen.

«Wer ist verrückt?» frage ich.

«Ihr alle, na, die meisten von euch.» Sie zieht mit zwei Fingern das Röstbrot heraus.

«Ich sage, ihr seid verrückt. Ihr denkt nur an diese Chirurgie. Ich sage Ihnen, ihr denkt nur daran, an das Operieren und dann …»

«Was dann?»

«Dann, wenn ihr wieder mal was Großes zustande gebracht habt, rennt ihr zwanzigmal am Tag hin und guckt, ob er noch lebt. Ich sage doch, ihr seid verrückt, und danach, wenn es geklappt hat, dann habt ihr zwei Tage lang euern Heiligenschein. Den sehen nicht alle, aber ich sehe ihn.»

«Ganz schöne Übertreibung», sage ich.

«Waren Sie wenigstens mit Ihrer Frau zum Essen? Haben Sie ihn gefeiert, den Magen?»

«Wir waren in den Walliser Weinstuben. Damit Sie beruhigt sind.»

Dann kramt sie in einer Schublade. Offenbar findet sie nicht, was sie sucht. Schließlich überreicht sie mir eine kleine Negerpuppe.

«Das ist für Ihre kleine Tochter. Irgend jemand muß ja für die armen Kinder sorgen. Wissen Sie eigentlich, wann Ihre Kinder Geburtstag haben, Sie chirurgischer Wüstling?»

So geht das hin und her, bis ich sie dann schließlich frage. Die Frage lag ja in der Luft.

«Natürlich habe ich dem Ingenieur gesagt, daß es Ihr erster Magen ist. Schließlich hat er mich gefragt.»

«Und was hat er gesagt?»

«Das möchten Sie wohl gerne wissen. Der kam gar nicht mehr zu Wort. Ich sagte: ‹Hören Sie mal, Herr Ingenieur›, sagte ich, ‹ich will Ihnen mal was sagen›, habe ich gesagt. ‹Erstens operieren hier in diesem Laden nur Leute, die es können, und zweitens ist er der Beste.›»

Ich lache, aber das hätte ich nicht tun sollen.

«Und nun bilden Sie sich ja nichts ein. Woher wollen Sie wissen, daß Sie der Beste sind?»

Sie geht an den Schrank.

«Ein Glas Wein bekommen Sie – für den ersten Magen, aber nicht mehr. Sie haben Dienst.»

Bevor ich gehe, will ich irgend etwas sagen, aber dann streichle ich sie nur. Über den Rücken, ich habe doch nicht an den Buckel gedacht. Erst in dem Augenblick, als ich es tue, da denke ich daran, daß ich es lieber nicht hätte tun sollen. Wer weiß, ob sie jemals einer so gestreichelt hat. Ich habe die verbogene Wirbelsäule unter dem dünnen Schwesternkleid gefühlt.

Eine neue Operationsmethode

Unsere Klinik gehörte zu einer der ersten Arbeitsgruppen, die in Deutschland die Herzklappen durch Kugelventile ersetzten. Die Amerikaner hatten Pionierarbeit geleistet. Sie hatten am Anfang ebenso wie wir große Verluste. Über die Hälfte der Patienten starben nach der Implantation der Klappen. Einer dieser amerikanischen Pioniere war nahe daran aufzugeben.

Ich gebe zu, daß wir, sieben Assistenten und ein Oberarzt, trotz dieser Verluste stolz waren. Dabei lag das Verdienst allein bei unserem Chef, der es gewagt hatte, mit der Klappenersatzoperation zu beginnen.

Der Mann, der als nächster operiert werden sollte, war fünfundvierzig Jahre alt. Die Aortenklappe war infolge einer rheumatischen Erkrankung hochgradig eingeengt. Das Herz mußte gegen diesen sehr erhöhten Widerstand pumpen, es war bereits deutlich erweitert, und die ersten schweren Insuffizienzzeichen, insbesondere Atemnot, traten bereits bei kleineren Belastungen auf. Er hatte keine große Lebenserwartung.

Ich stand bei der Visite schräg hinter dem Professor. Er hatte sich auf den Bettrand gesetzt. Ich sah sein Gesicht nur von der Seite. Der Chef sprach mit seiner leisen Stimme eindringlich auf den Mann ein, und seine Argumente waren überzeugend. Es gäbe im Grunde genommen keine andere Möglichkeit, als die Herzklappe zu ersetzen, sagte er, und er sagte es so, daß dem Mann keine andere Wahl blieb, als der Operation zuzustimmen. Hatte er wirklich keine andere Wahl? Der Patient fragte, wie hoch das Risiko sei.

Ja, es sei ein großes Risiko, sagte der Chef.

Ich hatte in diesem Augenblick gespannt in das Gesicht des Mannes gesehen, der sich entscheiden mußte und der nicht wußte, wie viele gestorben waren. Offensichtlich schwankte er zwischen Zustimmung und Ablehnung. Einmal blickte er auch mich an, seinen Stationsarzt. Vielleicht erhoffte er sich von mir Unterstützung. Der Mann schwieg. Aus seinem Gesichtsausdruck ließ sich nichts ablesen. Sicher war nur, daß er Angst hatte. Ganz kurz schloß er die Augen.

Ich wußte, daß er eine Frau und zwei Kinder hatte.

Er kann sich doch nicht entscheiden, nicht jetzt in dieser Minute, dachte ich. Wenn der Chef ihm jetzt sagen würde, wie viele bisher gestorben sind, wenn man mit ihm über das Sterben reden würde, dann gäbe es vermutlich nur die Ablehnung, aber man spricht vor einem großen Eingriff nicht über das Sterben und nicht über statistische Zahlen.

«Sie müssen es in Ruhe überlegen», sagte der Chef, «aber Sie müssen es bald tun. Wir müssen alles vorbereiten.»

Der Mann nickte. Er konnte jetzt in diesem Augenblick offenbar nicht reden.

Auf dem Gang vor dem Zimmer standen dann alle Mitarbeiter um den Chef herum. Er zuckte mit der Achsel.

«Man kann es ihm nicht aufzwingen», sagte er, aber er hatte es ihm schon aufgezwungen, und er wußte es. Durch seine Persönlichkeit, durch seine überzeugenden Argumente hatte er ihm keine andere Wahl gelassen. Er glaubte fest an diese Argumente.

Später erfuhr ich, daß sich der Mann entschieden hatte. Zwei Stunden nach dieser Visite und nachdem er mit seiner Frau gesprochen hatte, war er in das Zimmer des Chefs gegangen und hatte ihm seine Zustimmung gegeben. Die Vorbereitungen liefen an.

Am Abend vor der Operation

Ich ging in den anderen Trakt des Gebäudes, dorthin, wo im Keller ein Tischtennistisch stand.

Der Mann mit der kaputten Herzklappe spielte mit einem anderen Patienten. Er spielte gut, und man sah ihm nicht an, daß er schwer krank war. Keine blauen Lippen, keine Atemnot. Ich sah ihnen eine Weile zu.

Der Mann legte den Schläger hin und sagte:

«Was sagen Sie, Herr Doktor? Werde ich das schaffen?»

«Wenn wir das nicht alle hoffen würden, dann könnte man Ihnen nicht zuraten.»

Ob schon jemand daran gestorben sei, wollte er wissen.

Ich durfte ihm jetzt nicht sagen, was meine Meinung war, nichts, was dem Willen des Chefs und des ganzen Teams widersprach. Schließlich war es nicht meine Entscheidung. Oder mußte ich nun doch alles sagen, was mir durch den Kopf ging? Wußte ich selbst wirklich, was richtig war? Ich war im übrigen keiner von den Pionieren der Chirurgie, und ich wußte auch nicht, ob ich jemals einer werden würde.

«Es gibt keine große Chirurgie ohne Todesfälle», gab ich schließlich zur Antwort. Wieder derselbe Blick, den ich nicht deuten konnte.

Er gab mir die Hand, ein kräftiger Händedruck. Bevor ich den Raum verließ, drehte ich mich um. Immer noch derselbe Blick.

Niemand konnte auch nur annähernd voraussagen, wie lange der Mann noch zu leben hatte. Es könnten Jahre sein, wenn er sich körperlich nicht belasten würde. Niemand konnte das voraussagen.

Am Operationstag

Die Operation hatte fünf Stunden gedauert. Alle Anteile der völlig deformierten Klappensegel waren hochgradig verkalkt. Es gab keinen Handgriff, keine einzige Naht, die nicht durchdacht und in vorausgegangenen Operationen erprobt worden waren. Der Chef operierte wie immer fast bluttrocken. Die vielen Fäden, die durch den Ring der Kunststoffklappe gelegt wurden, lagen in Reih und Glied geordnet, bevor die Nadeln durch den ursprünglichen Klappenring geführt wurden.

Nachdem das Kugelventil eingenäht und die Wand der Hauptschlagader darüber wieder verschlossen war, funktionierte das Ventil einwandfrei. Man hörte das leichte Geräusch, das die Kugel in ihrem Metallkorb im Rhythmus des Herzschlages verursachte. Die anschließende Druckmessung im Herzen und in der Hauptschlagader bewies die wiederhergestellte Funktion. Das Herz pumpte nunmehr das Blut ungehindert in die Hauptschlagader, und die Kugel verhinderte durch ihre Ventilwirkung ein Zurückfließen des Blutes.

Unsere Siegesstimmung war gedämpft. Wir dachten an die Todesfälle, die wir alle miterlebt hatten. Bevor der Brustkorb geschlossen wurde, blutete es diffus aus dem Gewebe, möglicherweise Zeichen einer beginnenden Gerinnungsstörung. Die anderen Patienten waren an den Folgen dieser Störung gestorben. Durch sorgfältigste Koagulation konnten die kleinen Blutungen gestillt werden.

Die letzten Hautnähte waren gelegt, und der Patient öffnete die Augen. Eine planmäßig verlaufene Operation.

Am Abend des Operationstages

Ich habe am Bett des Operierten in der Intensivstation gestanden. Ich habe leicht seine Hand berührt. Da hat er die Augen aufgeschlagen. Er hat zum ersten Mal gelächelt.

«Sie haben es überstanden», habe ich gesagt, mehr nicht. Der Mann nickte.

In der Nacht

Die Blutung hatte kontinuierlich zugenommen. In den Drainagebeuteln, die das Sekret aus dem Brustkorb auffingen, waren achthundert Milliliter Blut. Die Gerinnungswerte im Blut waren leicht erniedrigt, aber daraus konnte nicht geschlossen werden, daß dies die Ursache der Blutung war. Der Chef mußte eine Blutungsquelle aus der Operationsstelle am Herzen und der Hauptschlagader ausschließen. Sie konnte nur chirurgisch behoben werden.

Der Patient wurde über die Notwendigkeit des neuerlichen Eingriffs aufgeklärt. Er war zu schwach, zu begreifen, was eigentlich mit ihm geschehen sollte. Wiederum blieb ihm auch jetzt keine Wahl.

Die Operationsstelle am Herzen war bluttrocken und einwandfrei. Also war die Ursache doch die Gerinnungsstörung. Nach erneuter Stillung vieler kleiner punktueller Blutungen wurde der Brustkorb erneut geschlossen.

Am Morgen

Er erkannte mich. Es strengte ihn sehr an zu sprechen:

«Muß ich jetzt sterben?»

«Nein. Schlafen Sie, versuchen Sie zu schlafen. Es wird alles getan, was möglich ist. Wir haben Schwierigkeiten mit der Blutgerinnung.»

Er schloß die Augen.

Mittag

Die Blutung hielt an. Um die Lunge und das Herz zu entlasten, sollte er künstlich beatmet werden. Es erschien mir fraglich, ob der Patient die Tragweite dieser Maßnahme erfaßte, als ihm der Chef sagte, daß man ihm einen Tubus in die Luftröhre einführen müßte und daß eine leichte Narkose notwendig wäre.

Er sah alle an, die um sein Bett standen. Dann wurde die Narkose eingeleitet und die Beatmung angeschlossen. Von diesem Augenblick an konnte er nicht mehr sprechen. Durch den Tubus in der Luftröhre war die Funktion des Kehlkopfes ausgeschaltet.

Am Abend

Es zeichnete sich ein Herzversagen ab. Die Beatmungsdrucke stiegen. Es entwickelte sich ein Lungenödem.

Am nächsten Morgen

Der Mann lag im Sterben. Der Chef war fast die ganze Zeit bei ihm gewesen. Als es schließlich zu Ende ging, verließ er den Raum.

Nachtrag

Als zwei Jahre zuvor an dieser Klinik die ersten Kinder mit angeborenen Herzfehlern operiert worden waren, hatten die ersten siebzig überlebt, Zeichen für eine akribische Vorbereitung und Planung dieser Eingriffe, Erfolge, die in erster Linie dem Chef der Abteilung, aber auch dem ganzen Team zugeschrieben werden mußten. Alle seine Schüler verehrten diesen Mann und verehren ihn noch heute. Er hatte bei den ersten hundert Kindern ein oder zwei Nächte selbst an ihrem Bett die intensive Überwachung übernommen. Seine Schüler verdanken ihm nicht nur ihre technischen und operativen Erfahrungen, sondern auch die Fähigkeit und Bereitschaft, in schwierigen Situationen mutige Entscheidungen zu treffen.

Bei der Leidenschaft und dem großen Einsatz, mit dem die neue Methode eingeführt wurde, konnte die Kritik des Assistenten kaum mehr sein als ein Hinweis auf den Konflikt, in dem er sich selbst befand. Es gab keine klare Antwort auf die Frage, ob das, was geschah, mit den Grundregeln ärztlichen Tuns zu vereinbaren war. Ich war ja selbst, wenn auch widerstrebend, einbezogen in das Erleben der Pionierleistung. Es gab damals wie heute keinen entscheidenden Widerspruch, keine grundsätzliche Ablehnung des Fortschrittes. Der Fortschrittsglaube verlangt von den Akteuren kein offenes Bekenntnis.

Ich bin zu meinem Chef gegangen. Meine Kritik galt nicht eigentlich ihm, den ich noch heute verehre. Ich wußte nicht, gegen wen sie gerichtet war. Es war ein tiefempfundenes, schuldhaftes Unbehagen.

«Herr Professor, ich habe große Probleme mit dieser Chirurgie.»

Der Chef hat mich angesehen, und er wußte offenbar noch nicht, worauf ich hinauswollte. Dann sagte er:

«Aber haben Sie nicht die schrecklich verkalkte Klappe gesehen? Da blieb doch gar keine andere Wahl. Sie mußte doch ersetzt werden.»

«Aber das Problem ist, daß am Anfang drei von fünf Patienten gestorben sind und jetzt vier von zehn!»

«Wir können doch jetzt nicht aufhören. Wenn wir die Gerinnungsstörung in den Griff bekommen, dann …»

Wollte er nicht verstehen?

Eine Operation
des offenen Ductus Botalli

Operationen am offenen Herzen – eine Faszination für den Anfänger in der Herzchirurgie. Du bist zweiter Assistent, hältst mit großen Spateln die Lunge zurück, siehst, wie der Operateur die Klemmen von den Schläuchen löst, die das Herz mit der Herz-Lungen-Maschine verbinden. In diesem Augenblick, in dem die Maschine die Funktion des Herzens übernimmt, hört es auf zu schlagen, es zuckt noch. Wer es zum ersten Mal erlebt, wie das Herz plötzlich stillsteht, erschrickt. Wie benommen bist du. Du hast ja noch nie in ein offenes Herz gesehen. Hinter deinem Rücken das leise Geräusch der Maschinenpulsationen. Du siehst in den Herzkammern die zarten Segel der Klappen und jene gespannten Sehnenfäden, an denen ihre Ränder verankert sind.

Ich war inzwischen längst Facharzt für Chirurgie. Ich glaube, ich war ein erfahrener Operateur im Bauchraum.

Ich hatte in der Klinik für Thorax-, Herz- und Gefäßchirurgie neu angefangen. Das war ein schwerer Neuanfang. Ich wußte es vorher.*

Die ersten Schritte macht der Anfänger nicht am Herzen selbst, sondern an der Lunge und an jener kleinen Gefäßverbindung zwischen der Lungen- und der Hauptschlagader im Brustkorb, dem Ductus Botalli.

Der Verschluß des Gefäßes gilt als Anfängeroperation, als «der Blinddarm der Herz- und Thoraxchirurgie».

---

* Anfang der sechziger Jahre, in denen das folgende Ereignis stattfand, war die Herzchirurgie in Deutschland noch in den Anfängen. Die erste Operation am geöffneten Herzen mit Hilfe der Herz-Lungen-Maschine erfolgte 1958.

Die Herzchirurgie ist zweifellos aufregend, sogar sehr aufregend, aber als Bauchchirurg denke ich mir oft, daß die Herzchirurgen etwas übertreiben. Es gibt Operationen im Bauchraum, die technisch sehr viel schwieriger sind als am Herzen.

Der Tag vor der Operation

Ich wurde von einem jüngeren Kollegen gefragt, ob ich vor diesem Eingriff Angst hätte. Ich wußte nicht, ob es Angst war. Jedenfalls mehr als nur Lampenfieber.

Die Patientin, die ich operieren sollte, war ein kleines, sechsjähriges Mädchen mit blonden Zöpfen.

Am Abend

Ich betrat das Kinderzimmer. Zehn kleine Gitterbetten standen in diesem Raum. Die Kinder richteten sich auf, standen aufrecht und hielten sich an den Gittern fest, als der Doktor eintrat. Sie alle sahen mich mit großen Augen an. Ich sagte dem Mädchen, sie solle das Hemdchen ausziehen. Dann horchte ich noch einmal das Herz ab. Ein rauschendes Geräusch über dem offenen Ductus. Ich hatte sie ja schon vor zwei Tagen gründlich untersucht. Ich wollte eigentlich nur noch einmal zu ihr gehen. Als ich hinausging, winkte sie mir. Unter dem Bett standen zwei kleine Pantoffeln.

Auch auf dem abendlichen Nachhauseweg sah ich das Mädchen mit den blonden Zöpfen vor mir. Ich hatte kein Lampenfieber, ich hatte Angst.

Am Morgen des Operationstages

Meine Frau wußte, daß ich das Mädchen heute operieren mußte. Sie würde an mich denken, sagte sie beim Frühstück.

Ich ging durch den Garten, vorbei an der Buche vor der Garage. Ihre flammenden Farben. Gelb, Rot, Orange.

An der Stelle, wo die Straße nach links abbog, sah ich zurück. Der große leuchtende Baum über dem Garagendach.

8.30 Uhr

Das Mädchen schlief schon, als ich in den Vorbereitungsraum kam. Und ich hatte ihr doch versprochen, daß ich dabeisein würde, wenn sie die Spritze bekommt.

Das Bett wurde aus der Schleuse gefahren. Ein leeres Bett. Auf dem zerwühlten Kopfkissen ein Teddybär.

Der Oberarzt assistierte mir.

Nachdem der Brustkorb eröffnet war, hatte ich keine Angst mehr. Das war immer so. Alle sagten, daß es eine Anfängeroperation sei.

Nach Eröffnung des Brustkorbes im vierten Zwischenrippenraum erfolgte Schritt für Schritt die Präparation zwischen der Hauptschlagader und der Lungenarterie. Alles bluttrocken, wie im Anatomieatlas. Es ging alles nach Plan.

Der Ductus war äußerst zart. Größte Vorsicht war bei dem Umfahren desselben mit einem gebogenen Instrument geboten. Ein Teflonbändchen wurde um das Gefäß geschlungen. Anlegen der Gefäßklemmen. Durchtrennen des Ductus. Die Gefäßenden wurden mit einzelnen U-Nähten verschlossen.

Wenn ich jetzt die Klemmen abnehme, dachte ich, und alles bluttrocken ist, dann ist alles überstanden.

Ich wußte, wie das war. Es stellte sich so eine Art Glücksgefühl ein über den Erfolg.

Die Aortenseite war tatsächlich bluttrocken, aber nach Abnehmen der Klemme an der Lungenschlagader blutete es an der Stelle, an der die Klemme angesetzt war, und aus den unmittelbar davor liegenden Nahtstellen. Die Klemmen hatten relativ scharfe Zacken.* Ich hielt einen feuchten Stiltupfer auf die blutende Stelle. Die Blutung stand nicht. Nochmals Kompression. Wir entschlossen uns, feine Nähte zu legen. Es blutete weiter, und ich hatte den Eindruck, daß die hauchdünne Gefäßwand auf diese Weise nicht abgedichtet werden konnte. Jetzt hatte ich zum ersten Mal Angst.

---

* Die in den sechziger Jahren verwendeten Klemmen sind in den meisten Kliniken nicht mehr in Gebrauch.

Die Blutung aus den Stichkanälen wurde stärker. Offenbar rissen sie weiter ein. Es blutete wie aus kleinen Fontänen. Ich schlug vor, einen Kunststoffflicken über den gesamten Bereich der Gefäßwand zu nähen.

Ich bat, den Chef zu holen. Er sollte mitentscheiden.

Der Chef sah über den Narkoseschirm und akzeptierte den Vorschlag von mir. Nach Aufnähen des Fleckens hatten sich an den neuen Stichkanälen wiederum starke Blutungen entwickelt.

Ich hatte sehr große Angst, aber ich zitterte nicht. Ich wußte, daß ich auch in einer solchen Situation sehr ruhig operierte.

«Wir brauchen mehr Blut», sagte der Oberarzt zum Anästhesisten, «wir müssen für ganz kurze Zeit die Lungenarterie abklemmen. Während dieser Zeit können Sie die erste Nahtreihe legen», schlug er mir vor. «Dann geben wir den Blutstrom kurz frei, klemmen wieder ab, und Sie nähen die andere Seite.»

Also klemmte er für wenige Sekunden die Lungenarterie ab, damit ich am nicht blutenden Gefäß nähen konnte.

Während er erneut den Blutstrom wieder freigab, dichtete ich die blutende Stelle mit der Kuppe des Zeigefingers ab. Bei der zweiten Abklemmung legte ich die letzten Nähte.

Ich wußte nicht, wie lange das gedauert hatte. Ich sah nicht nach der Uhr. Ich konzentrierte mich ganz auf die Nähte.

Die Blutung stand.

Das Herz schlug auf einmal sehr langsam, es war während der Abklemmung nicht ausreichend gefüllt gewesen.

Es stand plötzlich still.

Herzmassage. Das kleine Herz zwischen meinen Händen. Ich preßte es im Rhythmus zusammen. Wir sahen den Erfolg jeder Kompression auf dem EKG-Monitor.

Nach fünf Minuten begann das Herz selbständig zu schlagen. Wir verfolgten jede Kontraktion. Es schlug kräftig und rhythmisch.

Da sagte der Anästhesist: «Die Pupillen sind weit. Sie reagieren nicht auf Lichteinfall.»

Die Hirnschädigung war irreversibel.

Ich zitterte auch nicht beim Zunähen.

10.30 Uhr

Ich zog mir die Handschuhe aus, nahm den Mundschutz ab und ging um den Tisch herum.

Das Gesicht des Mädchens war rosig, sie atmete ganz ruhig. Ich hob das Augenlid an: weite, große Pupillen.

Sie wird nie wieder sprechen und lachen. Ihr Gehirn ist zerstört.

Ich ging aus dem Operationssaal den Gang entlang. Es begegneten mir Schwestern und Kollegen.

Ich bin ausgestoßen, dachte ich. Sie alle wissen doch bereits, was geschehen ist.

Bis ans Ende des Ganges ging ich, am Arztzimmer vorbei die Treppe hinunter. Ich wußte nicht, wohin ich gehen sollte. Vor einem kleinen Fenster standen Medikamentenkisten und ein Stuhl.

Ich hörte Geräusche über mir, draußen auf der Straße, um mich herum, aber ich hörte nichts in mir selber. Ich war wie tot.

Jemand auf der Station erledigte meine Arbeit.

Ich besuchte noch einmal das kleine Mädchen. Weite Pupillen. Keinerlei Reaktion.

Zu Hause

Es war bereits halb dunkel.

Ich saß am Küchentisch und hielt die Hände vor das Gesicht. Meine Frau dachte, daß ich weine. Ich hätte so gezuckt, sagte sie später, aber ich glaube nicht, daß ich geweint habe. Es war wirklich alles ganz leer in mir.

Sechs Tage danach

Das Mädchen war an einer Lungenentzündung gestorben. Es wurde jede Therapie abgesetzt. Ich war nicht dabei, weil ich im

Operationssaal war, aber ich habe das leere Bett mit dem Teddybären gesehen.

Ich rekonstruierte jeden einzelnen Schritt der Operation. Die scharfen Klemmen wurden an unserer Klinik immer verwendet. Es war denkbar, daß der Assistent sie etwas abgewinkelt gehalten hatte, wodurch die Zähnelung die kleinen Verletzungen bewirkten. Ich konnte nicht sagen, ob die Lungenschlagader länger als erlaubt abgeklemmt worden war. Jedenfalls war das der Grund für den Herzstillstand.

Ich wußte nicht, ob ich schuldig war. Ich hatte mich nur auf das Nähen konzentriert. Es hätte ein anderer Weg gefunden werden müssen, um die Blutung zu stillen.

Kapitel 2

Entscheidungen

Odysseus wurde von der Tochter des Sonnengottes, der Halbgöttin Kirke, auf die großen Gefahren aufmerksam gemacht, die ihm und seinen Gefährten noch bevorstanden.

Wir beneiden Odysseus um diese Informationen. Er wußte, wie er der Verführung der Sirenenklänge widerstehen konnte.

Die jungen Ärzte waren, als sie studierten, nicht gewarnt worden vor den Sirenenklängen des Fortschrittes, denen sie täglich ausgesetzt sein würden. Sie erfuhren nichts von ihren Lehrern über die Gefahren und Konflikte späterer Entscheidungen. Sie waren unvorbereitet.

Es gibt in der Chirurgie zahlreiche allgemein anerkannte Operationsentscheidungen. So muß ein durchgebrochener Blinddarm ebenso akut operiert werden wie das blutende, mit konservativen Maßnahmen nicht zu stillende Geschwür des Magens und des Zwölffingerdarmes. Desgleichen gibt es keine Alternative zur Operation bei einem Darmverschluß oder der Entfernung eines Blutgerinnsels, das eine größere Arterie verstopft. Alles das sind Eingriffe, welche absolut notwendig sind, um das Leben des Patienten zu retten. Komplikationen und Todesfälle sind, bei einwandfreier Technik, in der Krankheit selbst begründet und selten Folge einer Fehlentscheidung.

Manchmal aber müssen wir uns entscheiden zwischen Skylla und Charybdis, zwischen einer risikoreichen Operation mit nicht kalkulierbarer Überlebenschance und einer ungefährlichen Palliativoperation. Im ersten Fall setzen wir uns dem Risiko des Todes und des eigenen Mißerfolges aus, im anderen Falle haben wir kein Risiko auf uns genommen. Wir haben den Patienten dem schicksalhaft vorgezeichneten Verlauf seiner Krankheit überlassen. Wenn uns der Erfolg versagt ist, nehmen wir in Kauf, von den Angehörigen und eventuell den eigenen Kollegen angeklagt zu werden, und wir stellen uns die Frage nach der eigenen Schuld.

Sollen wir ein Hasardspiel spielen, wenn uns ein Patient zur Operation geschickt wird, bei dem alle konservativen Maßnahmen versagt haben, der aber nach unserer Erfahrung die Operation nicht überstehen kann, nach dem Motto: alles oder nichts?

Unsere Entscheidung rechtfertigt sich nur durch den Erfolg.

Wir sind nicht frei, denn wir müssen unseren Patienten das anbieten, was technisch machbar ist. Beklagen wir das wirklich? Oder sind wir nicht mittlerweile dem Fortschritt hörig, der uns täglich persönliche Erfolge beschert? Jede neue Methode, die wir in unseren Kliniken einführen, jede gelungene Operation bedeutet persönliche Erfolge. Wir sollten ehrlich zugeben, daß wir den Sirenenklängen dieses Fortschritts willig folgen.

Die Operationsindikationen werden zum Prüfstein ärztlicher Verantwortung. Wenn die Philosophen mit uns über Ethik sprechen und feststellen, daß es nicht nur auf die Handlung selbst ankommt, sondern auch auf die Motive unseres Handelns, so stellen wir die Frage: Woran erkennen wir, ob unsere Motive edel sind, zumal unser Erfolg immer auch Gesundheit für den Patienten bedeutet?

Wir wünschen uns in der Orientierungslosigkeit des Fortschrittes klare Entscheidungsmöglichkeiten. Bei aller Unsicherheit gibt es dennoch allgemein anerkannte Maßstäbe für ärztliche Entscheidungen. Eine verhältnismäßig verläßliche Richtschnur ist die Güterabwägung. Das Risiko des Eingriffs bis hin zum tödlichen Ausgang, die möglichen postoperativen Komplikationen und eine eingeschränkte Lebensqualität müssen dem wie auch immer gearteten Erfolg gegenübergestellt werden.

In der Regel wird einer solchen Güterabwägung eine Statistik zugrunde liegen. Niemand bezweifelt ernstlich, daß die statistische Erfassung eines sogenannten Krankengutes, insbesondere der postoperativen Komplikationen und Todesfälle, für den selbstkritischen Erfolgsnachweis unerläßlich ist. Aber wir alle wissen, daß die Komplikationen nach einer Operation und das Kranksein in seiner menschlichen Dimension nicht durch mathematisch errechnete Zahlen definiert werden können, zumal medizinische Statistiken vielfach im Ansatz falsch sind und wesentliche Gesichtspunkte wie die so schwer zu ermittelnde Lebensqualität nur selten mit erfassen. Wo die Ergebnisse dieser Zahlenmanipulation unseren Wünschen und Zielen entgegenkommen, knien wir gerne wie vor einem Delphischen Orakel nieder. Andernfalls, wenn das Orakel der Zahlen unser Handeln nicht bestätigt, wenden wir uns enttäuscht ab. Wir erinnern uns an den Ausspruch des großen Chirurgen August Bier, der «wie jeder vernünftige Mensch» mit dem Begriff der Statistik den Gedanken verband: «Hier wird unverschämt gemogelt.»[1]

Grenzüberschreitungen werden immer wieder heftig diskutiert. In der Chirurgie bösartiger Tumore erscheinen sie mitunter deutlich.

Das Auftreten von Fernmetastasen weitab vom sogenannten Primärtumor ist ein Zeichen dafür, daß die Tumorzellen unkontrolliert über Lymphbahnen und das Blutgefäßsystem in alle Körperregionen vordringen. Bei den meisten Krebserkrankungen bedeutet diese Situation das Todesurteil. Große, vielstündige Palliativeingriffe, Operationen mit fraglicher Lebensverlängerung und hohem Risiko, aber ohne Heilungschancen werden von vielen Chirurgen abgelehnt.

Die kaum lösbaren Entscheidungsprobleme liegen in den Grenzbereichen, das heißt dort, wo scheinbar die Technik an ihre Grenzen stößt und wo das Risiko und die Erfolge nicht mehr kalkulierbar sind. Diese Grenzbereiche gibt es, seit die Chirurgie betrieben wird, sie haben sich lediglich kontinuierlich in das unbekannte Neuland verschoben.

Ein Patient wird wegen eines bösartigen Verschlusses im Dickdarmbereich operiert. Es stellt sich bei geöffnetem Bauch heraus, daß der ausgedehnte Tumor nicht auf den Darm und die benachbarten Lymphknoten beschränkt ist, sondern die Harnblase, die Harnleiter, eine Niere und die großen Blutgefäße, welche die untere Extremität versorgen, erfaßt hat. Es wird ein Harnleiter nach außen geleitet und ein künstlicher After angelegt. Nach den klassischen Indikationsbegriffen ist bei diesem Befund eine Radikaloperation nicht möglich. Der gesamte Dickdarm, Teile des Dünndarmes, eine Niere werden reseziert. Die mit befallenen großen Blutgefäße des Bauchraumes werden entfernt und die Gefäßdefekte durch Gefäßprothesen überbrückt. Nach elf Stunden wird der Eingriff abgebrochen und Tage später in einem zweiten Eingriff ein Teil der Leber reseziert, in dem sich eine Metastase befindet. Der Kot und der Urin der linken Niere laufen nach außen und werden in Beutelsystemen aufgefangen.

Wie lange der Patient ohne diesen zweiten Eingriff überlebt hätte, war ebensowenig abzuschätzen wie die Überlebenschance durch die Operation. Die Diskussion unter Kollegen zeigt, daß der überwiegende Teil der älteren Chirurgen in diesem Eingriff eine unakzeptable Grenzüberschreitung und eine Perversion ärztlicher Grundsätze zu erkennen glaubte, weil etwas Unmögliches versucht worden war.

Sisyphus widersetzte sich den Göttern und wurde in die Unterwelt verbannt. Er verkörpert den Widerstand des Menschen gegen das Göttliche und die Illusion, Unmögliches tun zu können, und er beging eine nie dagewesene Grenzüberschreitung. Homer berichtet, daß Sisyphus Hades, den Tod, in Ketten legte.[2] Der Strafe konnte er nicht entgehen.

Der Chirurg am Ende des zwanzigsten Jahrhunderts lehnt einen solchen Vergleich mit Sisyphus entschieden ab, denn er will doch nichts anderes als das Leben des Patienten verlängern. Auch Sisyphus legte den Tod lediglich in Ketten, umbringen konnte er ihn nicht. Den Gipfel kann er mit seinem mühsam bewegten Stein nie erreichen.

Wir leben von Illusionen und täuschen uns. Die Wunder tech-

nischer Erfolge, angefangen von der Operation am stillstehenden Herzen bis hin zur Organtransplantation, stärken verständ-
licherweise unseren Glauben an das Utopische. Und dennoch
können wir trotz spektakulärer Lebensverlängerungen wie auch
Sisyphus den Tod nicht in Frage stellen. Die Auferweckung des
Lazarus ist nicht Folge einer sensationellen Wiederbelebung,
sondern Hinweis auf die Allmacht Gottes über unser körperli-
ches, irdisches Dasein. Solange wir das nicht begreifen, werden
wir wie auch Sisyphus immer wieder verdammt sein, das Un-
mögliche zu versuchen.

Jehova

Ein Internist aus München rief mich an. Er wollte mir einen Patienten aus Südtirol mit einem Echinococcus alveolaris schikken. Das ist ein Parasit, der in der Leber wächst, einer von den gefährlichen, die sich dort ausbreiten wie eine Krebsgeschwulst, und ich sagte:

«Das hat wenig Sinn bei dem Befund, den Sie mir schildern. Er wächst in beiden Leberlappen bis zur Eintrittsstelle der Hauptgallengänge und Blutgefäße, und es erscheint fast ausgeschlossen, den Parasiten radikal zu entfernen. Vermutlich wird man nur die gestaute Galle ableiten können.»

Aber der Internist ließ nicht locker.

«Sie sollten es dennoch versuchen», sagte er, «der Patient ist mit einem Wurmmittel vorbehandelt. Es wäre denkbar, daß der Parasit schon abgetötet ist.»

«Okay», sagte ich, «schicken Sie ihn.»

Vor einer Woche kam er in die Klinik. Seine Frau war dabei. Sie hatten noch den Mantel von der Reise an, hatten nur den Koffer auf der Station abgestellt und standen da plötzlich in der Tür. Sie lächelten mich beide an, freundlich, zuvorkommend und erwartungsvoll.

Dann kam das lange erste Gespräch, und ich ärgerte mich, daß die Frau immer dazwischenredete, als ob der Mann nicht selber antworten konnte. Ich merkte, daß sie beide Angst hatten. Sie lächelten, aber sie hatten Angst. Ich sagte, daß es sehr fraglich sei, ob man diesen Parasiten radikal herausschneiden könne, aber die Frau wurde ganz aufgeregt:

«Mein Mann hat doch das Medikament bekommen, und

man hat uns in Italien gesagt, daß der Wurm vielleicht schon tot ist. Das ist schrecklich, so einen toten, widerlichen Parasiten im Bauch zu haben. Finden Sie das nicht auch schrecklich?»

Ich sagte ihnen, daß man in jedem Falle den Versuch unternehmen könne, die gestaute Galle über Darmschlingen abzuleiten, damit die Gelbsucht verschwindet und die Leber sich erholen könne. Übrigens, er war quittegelb. Er hatte einen totalen Verschlußikterus. Die Hauptgallengänge in beiden Leberlappen waren nicht mehr durchgängig.

In drei Tagen waren wir mit allen Untersuchungen fertig. Er hatte viele Unterlagen aus Italien mitgebracht.

Wir hatten alles schon für die Operation vorbereitet, fünf Blutkonserven bereitgestellt, Telefonate mit der Pathologie wegen des Schnellschnittes geführt, einfach alles getan, was zur Vorbereitung eines so großen Eingriffs gehört, auch die Gallengangdarstellung mit der PTC, der Punktion der Lebergallengänge von außen durch die Haut: Er lag auf dem Operationstisch. Ich erklärte ihm, wie ich mit der Nadel in die Leber hineinstechen müsse, um dann die Gallengänge mit Kontrastmittel zu füllen. Er war ein ganz friedlicher Mensch. Er ließ alles mit sich machen.

Ich hatte Glück, traf sehr schnell einen Gallengang, und die gelbe Galle lief aus der Nadel. Volltreffer! Der Raum war abgedunkelt, ich konnte deshalb sein Gesicht nicht sehr deutlich erkennen. Ich spritzte das Kontrastmittel, und wir sahen, daß sich nur das rechte Gangsystem füllte.

«Sehen Sie schon was?» fragte er. «Kann man auch den Echinococcus sehen?» Er sprach den harten Südtiroler Dialekt.

Quentin, unser Operationspfleger, stand hinter mir und gab seine Kommentare ab. Er arbeitete schon fünfzehn Jahre mit mir zusammen, einer von den Treuen.

«Echte Tiroler Gallengänge», sagte er, «oben wie ein Schweizer Käse mit Löchern. Die hat dieser Scheißechinococcus reingefressen. Vielleicht kommt der von den Füchsen in den Dolomiten.» Wir schossen die Röntgenaufnahmen und machten wieder Licht.

Ich sagte jetzt zu ihm:

«Eines müssen Sie wissen. Wenn die Koryphäen in Italien und in Deutschland es nicht machen wollten … Sie müssen sich darüber im klaren sein, daß ich auch nicht besser bin, aber ich werde es versuchen.»

Ich hatte mich auf dem Drehstuhl zur Seite gedreht, damit ich sein Gesicht hinter dem Schirm beobachten konnte, und jetzt sah ich wieder das feine Lächeln, so wie damals, als sie mir beide zum ersten Mal gegenübersaßen. Dann sagte dieser Unglücksmensch:

«Die haben schon gewollt, diese Koryphäen, aber ich bin ein Zeuge Jehovas, und da haben sie gesagt, sie machen es nicht.»

Zuerst sagte ich nichts, er lächelte noch immer, und ich dachte: Verdammt noch mal, das kann doch nicht wahr sein. Ich begreife das alles nicht, und weil ich Zeit brauchte, bis ich antworten konnte, und sein Gesicht mit dem Lächeln jetzt nicht mehr sehen wollte, drehte ich mich auf meinem Rollsessel zu Quentin um. Der zog die Schultern hoch, verdrehte die Augen nach oben, und dann fing er an zu schielen. Das tut er manchmal, wenn er einen aufheitern will oder wenn er fürchtet, daß etwas schiefgeht, und dann flüsterte er:

«Ein dicker Hund, ein ganz dicker Hund.»

«Ein ziemlich farbloser Ausdruck dafür», sagte ich und drehte mich wieder zu dem Mann um. Jetzt hatte er wenigstens aufgehört zu lächeln.

«Hören Sie, das hätten Sie mir vorher sagen müssen, daß Sie ein Zeuge Jehovas sind», sagte ich, «wir haben bereits alles für übermorgen vorbereitet. Wir haben fünf Blutkonserven bestellt.»

Und dann, ich dachte, ich höre nicht richtig, antwortete er:

«Aber, das ist ja wunderbar. Übermorgen haben Sie gesagt? Dann brauch' ich ja nicht mehr so lange zu warten.»

Quentin beugte sich zu mir herunter und flüsterte mir ins Ohr:

«Chef, ich sage Ihnen, der hat nicht alle Tassen im Schrank, der ist nicht ganz dicht, absolut verrückt. Geben Sie es auf.»

«Nein», sagte ich zum Zeugen Jehovas. «Jetzt, nachdem ich weiß, was los ist, muß ich mir das alles überlegen», und dann fragte ich ihn, ob der Internist in München denn gewußt hatte, daß er ein Zeuge Jehovas sei?

«Ja, er hat es gewußt, aber er hat gesagt, daß Sie es wohl trotzdem machen würden.»

Ich hatte ja das linke Gallengangsystem noch nicht geröntgt. Eigentlich hätte ich jetzt aufhören können. Was ging mich das linke System an, wenn ich ihn ohnehin nicht operierte? Aber dann dachte ich, daß ich es vielleicht doch tun würde. Ich konnte mich in diesem Augenblick nicht entscheiden.

Nach der PTC kam Quentin zu mir in den Umkleideraum. Wir waren ganz allein.

«Haben Sie schon einmal eine Leberresektion ohne Blutverlust gemacht?» fragte er, und ich sagte:

«Nein, aber es muß ja nicht lebensbedrohlich bluten.»

«Aber Blut haben Sie immer gebraucht», sagte Quentin und ließ nicht locker. «Ich erinnere mich an eine Operation bei einer jungen Frau», sagte er, «die ist Ihnen auf dem Tisch gestorben. Die hatte auch eine Leberzirrhose und ganz erweiterte Venen vor dem Gallengang. Wie ein Knäuel von dünnen Gefäßen war das. Zum Schluß hat nur noch das Herz ganz wenig geschlagen. Sie haben nur noch zugenäht. Dann war Schluß. Finita la musica.»

Dann fügte er hinzu:

«So ein alter Mann wie ich, der so viele Jahre mit Ihnen zusammenarbeitet, der darf das doch fragen, oder vielleicht nicht?»

Ich mußte mit meinem Freund darüber reden. Er war ein erfahrener Chirurg. Ich wollte seinen Rat einholen. Das Ganze war ja ziemlich makaber, ein Hasardspiel. Mein Freund sah es voraus.

«Es ist gegen jede Vernunft», warnte er, «ich sage dir, er wird auf dem Tisch verbluten. Einen Zeugen Jehovas ohne Blut an der Leber zu operieren, das ist Wahnsinn. Du als erfahrener Leberoperateur solltest es wissen, und ich rate dir: Laß ihm seinen Echinococcus. Laß ihm seinen Parasiten, er wird daran sterben. Er will es so.»

«Wenn ich nicht operiere, stirbt er innerhalb der nächsten Monate im Leberkoma. Er hat einen kompletten Gallengangsverschluß.»

«Und? Was soll's? Er will es nicht anders. Er ist einer von diesen idiotischen Fundamentalisten. Er will es nicht anders, also laß ihn. Vielleicht tut sein Jehova ein Wunder. Sie gehen in ihrem Fanatismus so weit, daß sie ihre eigenen Kinder opfern.»

«Ich weiß es.»

«Und trotzdem willst du ihn operieren?»

«Er ist zu mir geschickt worden, damit ich ihn operiere.»

«Jetzt habe ich dich, mein Lieber. Ich wußte es doch, und ich sag' es dir knallhart auf den Kopf zu. Ich weiß, warum du es tust: Man hat ihn dir von weit her aus Italien geschickt. Du bist eitel, du fühlst dich geschmeichelt. Drei bekannte Chirurgen haben abgelehnt, ihn zu operieren. Jetzt kommt er zu dir, dem großen Spezialisten.»

«Hör auf, du Idiot.»

«Schon gut, aber es ist was Wahres dran.»

«Und noch was, und das ist entscheidend. Der Patient glaubt wirklich, daß man es ohne Blut machen kann. Der Internist in München hat es ihm doch gesagt. Also glaubt er es.»

«Weil du ihm vermutlich nicht klar und deutlich gesagt hast, daß er mit großer Wahrscheinlichkeit daran sterben wird.»

«Unsinn. Das vom Sterben habe ich ihm gesagt. Ich habe ihm gesagt, daß er bei dieser Operation draufgehen kann, wenn man kein Blut gibt.»

«Ich glaube nicht, daß du darüber nachgedacht hast», widersprach der Freund, «aber *ich* habe nachgedacht, und ich sage es dir, auch wenn du mit ihnen über den Tod redest, so nützt es nichts. Sie glauben, was sie sich einmal in den Kopf gesetzt haben. Sie glauben ebenso wie die Fundamentalisten im Islam.

Sie glauben, daß sie in den Himmel kommen, wenn sie gehorsam sind. Sie sind Gefangene ihres Gottes, und sie sagen: Wenn Jehova das will, dann wird es so kommen, so und nicht anders. Wenn du ihn operierst, dann ist das Gott versuchen, von mir aus auch Jehova. Hör mal, ich habe das nachgelesen im 3. Moses, Vers 17. Hör genau zu: Denn des Leibes Leben ist im Blut, und ich habe es euch auf den Altar gegeben, daß eure Seelen damit versöhnt werden, denn das Blut ist die Versöhnung, weil das Leben in ihm ist.»

Er hatte es von einem Zettel abgelesen.

«Sie haben noch mehr solche Stellen. Das ist alles Irrsinn.»

Er redete sich richtig in Wut, blieb vor dem Schreibtisch stehen, stützte seine Hände auf und sah mich an, als ob ich an allem schuld sei, und dann fing er erst richtig an:

«Vor drei Jahren wird bei mir ein sechsjähriges Kind eingeliefert, vom Auto angefahren. Es ist im Schock, kaum noch ansprechbar, schwere innere Blutung. Die Eltern lehnen jede Bluttransfusion ab. Kannst du das begreifen? Und dabei ist das Kind schon fast ausgeblutet, und ich wußte doch, daß es spätestens in einer Stunde stürbe, wenn ich nicht operieren würde.

Ich lege es auf den Operationstisch, bestelle in der Blutbank Konserven, jede Menge Blut, sage ich dir. Einer von uns hat den Richter im zuständigen Vormundschaftsgericht angerufen.

Das Gericht veranlaßt zur Abwendung der Gefahr alle erforderlichen Maßregeln. So heißt das bei den Juristen.

Die Leber war eingerissen. Wir haben die Blutung stillen können. Die Milz mußte entfernt werden. Fünf Konserven Blut mußten wir transfundieren.»

«Und die Eltern?»

«Ich dachte, sie seien dankbar, daß das Kind gerettet war. Was tun sie, diese Verrückten? Sie danken nicht, sie prozessieren, aber ich habe den Prozeß gewonnen. Die Verweigerung der Eltern wurde als Mißbrauch des Sorgerechts gewertet. Ich habe in einer Notsituation gehandelt. Aber bei dir, mein Lieber, sieht das anders aus. Das ist keine Notsituation. Weißt du, was das bedeutet, gegen den Willen des erwachsenen Patienten mit Selbstbestimmungsrecht zu handeln?»

«Ich weiß es: Strafverfahren wegen vorsätzlicher oder zumindest fahrlässiger Körperverletzung, wenn ich ihm gegen seinen Willen Blut geben sollte.»

«Ich hasse solche Fanatiker. Sie kommen dafür in den Himmel, und sie wissen ganz genau, was sie uns Chirurgen zumuten. Sie wissen es. Ihr Jehova ist ihnen wichtiger als alle Moral. Sie verlangen von uns, daß wir als Chirurgen alles riskieren.»

«Das merkwürdige ist», sagte ich, «daß ich im Gegensatz zu dir nicht den geringsten Haß empfinde. Vielleicht, weil diese beiden so gar nicht in das Bild passen, das du dir von ihnen machst. Sie wirken nicht fanatisch. Also kann man es nicht verallgemeinern. Sie sind beide ausgesprochen liebenswert. Keine Fundamentalisten, wie du sagst. Übrigens gibt es die in allen Religionen, auch in der christlichen. Sie sind nicht verbohrt und auch nicht fanatisch.»

«Kennst du wirklich außer ihnen noch andere?»

«Ja, ich kenne noch eine weitere Zeugin. Sie ist auch liebenswert.»

Eine Woche später war bereits alles vorüber. Mein Freund und ich trafen uns wieder.

«Vor einer Woche habe ich ihn operiert», sagte ich, «ich wollte dich gleich nach der Operation anrufen, aber ich habe es nicht geschafft. Es hat acht Stunden gedauert.

Er liegt da vor mir auf dem Operationstisch im Vorbereitungsraum, nur mit dem weißen Laken zugedeckt. Dieses blöde Laken! Ich denke dann manchmal an eine Leiche. Das ist so eine verrückte Assoziation. Also, er liegt da und lächelt mich an, obschon er weiß, daß es schiefgehen kann. Er hat mir leid getan.

Nach zwei Stunden schneide ich den Keil in die Leber, um an einen der erweiterten Gallengänge heranzukommen, an den ich die Darmschlinge anschließen muß. Die Leber ist ziemlich hart.

Er hat bereits eine Zirrhose infolge der langandauernden Gallestauung.

Und dann ist es soweit. Es fängt an zu bluten. Vielleicht habe
ich eine größere Lappenarterie erwischt. Ich versuche es mit
Tamponaden und Koagulationen, mit Umstechungen, aber die
Blutung steht nicht, und ich denke, wegen so einer lächerlichen
Blutung kann er dir auf dem Tisch bleiben, und dann klemme
ich die Hauptleberarterie für fünf Minuten ab. Ich habe sie vor-
her mit einem Bändchen angeschlungen. Ich finde das blutende
Gefäß und umstehe, und als die Blutung tatsächlich steht, sagt
Quentin hinter mir:

‹Das wurde auch Zeit, daß der Jehova endlich zu Hilfe
kommt.› Ich erwidere, daß er den Jehova aus dem Spiel lassen
solle, weil ich dieses Wort nicht mehr hören könne, und da meint
er:

‹Wissen Sie, Chef, daß nur hundertachtzigtausend von ihnen
in den Himmel kommen? Jetzt frage ich Sie, wo bleiben die
anderen? Na, und dieser hier, der wird ja hoffentlich nicht dorthin kommen, ich meine, wenigstens heute noch nicht.›

Nach über sechs Stunden blutet der linke Lappen. Ich denke,
das schaffst du nicht, weil die Gerinnung auch gestört ist. Ich
sage dir, wir haben minutiös jede kleinste Blutung koaguliert,
aber diese Blutung links, die war so, daß ich es mit der Angst
bekam. Selbst Quentin war still. Es blutet und blutet, und ich
denke an das, was du gesagt hast und daß es, verdammt noch
mal, ein Wahnsinn war, den Mann zu operieren, und dann denke ich an das weiße Laken und das idiotische freundliche Lächeln. Es war soweit, ich wollte die Konserven holen lassen. Ich
war fest entschlossen, es zu tun.

In diesem Augenblick war mir alles einerlei. Ich denke, der
darf dir nicht auf dem Tisch sterben.

Na, du weißt ja, wie das ist.

Ich sage dir, ich hätte keinen Augenblick gezögert, das Blut
zu geben.

Im Ganzen hat er über zwei Liter verloren, und wir haben

dann doch kein Blut gebraucht. Es stand nur die ganze Zeit parat im Vorraum. Dann hat mein Freund, der Anästhesist, das Blutbild kontrolliert. Das Hämoglobin war runter bis auf sechs. Das war nach acht Stunden. Da sagt Quentin:

‹Da können Sie mal sehen, Chef, was der Jehova alles kann.›»

Acht Wochen später trafen mein Freund und ich uns in einem Restaurant der Stadt bei einem Glas Wein. Ich erzählte ihm, wie die Geschichte mit dem Zeugen Jehovas ausgegangen ist.

«Hat er sich wenigstens bedankt bei dir?» fragt der Freund.

«Ja, er hat sich bedankt. Wir haben ihn nach sechs Wochen, als sich das Blut wieder regeneriert hatte, noch einmal sieben Stunden vom Brustkorb aus operiert und den Echinococcus herausgeschnitten. Heute wissen wir, daß er vermutlich ganz abgestorben war. Und dann, nachdem er entlassen war, kam ein Mann mit einem Paket in die Klinik. Ich hatte keine Zeit. Ich mußte wegen einer dringenden Sache in die Ambulanz. Ich wollte ihn abwimmeln, aber er wartete so lange, bis ich schließlich kam. Er gab mir das Paket und sagte:

‹Ich komme von den Zeugen Jehovas. Wir wollten uns bedanken, daß Sie unseren Bruder so schön operiert haben, und wir werden Ihnen jetzt alle unsere Brüder schicken.›»

Mein Freund hob sein Glas und sagte: «Ich werde dir von jetzt ab alle Zeugen Jehovas schicken, die zu mir kommen.»

Der Engel am See

Wir operierten einen akuten Bauch, eine vereiterte Gallenblase. Ich hatte soeben das hochgradig entzündete Organ entfernt, als das Telefon im Operationssaal klingelte. Quentin nahm den Hörer ab. Sie holen mich eigentlich nur vom Tisch, wenn es sehr dringend ist.

Quentin hielt die Hand auf die Muschel und flüsterte:

«Chef, ein ganz dicker Hund, ein dickes Ei!»

Garbow und der jüngere Assistent legten ihre Hände auf die offene Bauchwunde und sahen zu mir herüber.

«Ein geplatztes Aortenaneurysma?» fragte ich nach, und da wußten alle im Saal, worum es ging.

«Große Scheiße», sagte Garbow, «ich hatte doch heute einen freien Nachmittag.»

Es war vier Uhr mittags, und wir standen alle mit kurzen Unterbrechungen seit heute morgen um halb neun am Tisch.

Der Chirurg aus dem entfernten Krankenhaus berichtete mir in Stichworten:

«Also, das war so: Wir dachten zuerst, es handle sich um ein blutendes Geschwür am Zwölffingerdarm. Bei der Endoskopie kam hellrotes Blut, und weil er sehr viel Blut verloren hatte, machten wir ihn sofort auf. Aber es war kein Ulkus, sondern ein riesiges Aneurysma der Bauchschlagader, das offenbar durch die Wand in den Zwölffingerdarm eingebrochen ist und in den Darm blutet. Aber auch die Vorderwand ist papierdünn. Es kann jederzeit platzen und in die freie Bauchhöhle bluten. Was soll ich tun?»

«Wo ist der Patient?» fragte ich.

«Er liegt vor mir auf dem Operationstisch mit geöffnetem Bauch», sagte der Mann in dem anderen Krankenhaus.

«Wieviel Blut haben Sie?»

Sie hätten ihm bereits drei Konserven gegeben, sagte die Stimme am Telefon, aber fünf weitere seien bereits eingetroffen.

Jetzt wußten alle im Saal, was ihnen bevorstand, und ich glaube, es war ihnen allen klar, daß ich jetzt, in diesem Augenblick, entscheiden mußte.

«Nähen Sie den Bauch zu», sagte ich zu dem Chirurgen am Telefon. «Lassen Sie den Patienten im Hubschrauber zu uns bringen, in Narkose, so wie er ist. Wir werden alles vorbereiten.»

Ich habe das ganz ruhig gesagt. Ich war sicher, daß die Entscheidung richtig war, aber mir war nicht wohl zumute.

Wir legten bei der Patientin mit der entzündeten Gallenblase Drainagen ein und nähten den Bauch zu.

Garbow sagte:

«Chef, etwas haben Sie noch vergessen.»

«Was soll ich vergessen haben?»

«Man hätte dem Hubschrauberpilot sagen sollen, wo der nächste Landeplatz an einem Friedhof ist. Was soll der Umweg übers Krankenhaus?»

«Können Sie nicht einmal Ihren schwarzen Humor beiseite lassen?» gab ich zurück.

«Glauben Sie im Ernst, daß der das schaffen wird?» Garbow ließ nicht locker. «Und im übrigen, Chef, wir können doch alle zur Beerdigung auf den Friedhof kommen.»

«Es gibt keine andere Wahl. Es gibt nur diese Entscheidung.»

«Sie verstehen doch sonst immer Spaß, Chef», sagte Garbow.

Es war alles bis in die Einzelheiten vorbereitet. Fünf Blutkonserven standen bereit. Das Narkosegerät stand am Eingang zum Operationstrakt, dort, wo die Piloten den Patienten auf der Trage hereinfahren würden. Dann sprach ich mit der Operationsschwester. Sie stand schon gewaschen am Tisch, obwohl es ja eigentlich noch mindestens zwanzig Minuten dauern würde, bis der Hubschrauber landete.

Wie ich sie da so stehen sah, wurde mir bewußt, daß wir beide schon seit zehn Jahren zusammenarbeiteten, und ich wußte auch, daß ich ihr eigentlich nichts erklären mußte. Sie kannte jeden einzelnen Schritt des Eingriffes. Was sie aber nicht wußte, war das mit dem Duodenum. Dieser Durchbruch in den Zwölf-fingerdarm war eine verhältnismäßig seltene Komplikation, welche ein besonderes Vorgehen erforderlich machte. Darum habe ich ihr gesagt, was eventuell auf uns zukommen würde, vorausgesetzt, daß der Mann lebend hier ankam.

«Wenn sie ihn mit einigermaßen gutem Kreislauf hierher bringen, dann könnte es gelingen», habe ich ihr erklärt.

Sie hat mich angesehen und genickt, und dann legte sie sämtliche Instrumente auf ihrem Tisch bereit, ebenso die Kunststoff-prothesen mit unterschiedlichen Durchmessern, und als sie das getan hatte, setzte sie sich auf einen Hocker neben ihrem Instrumententisch. Sie faltete die Hände vor dem Oberkörper, wie es die Operationsschwestern immer tun, wenn sie steril warten müssen.

Sobald das Geräusch des Hubschraubers zu hören war, sollten Garbow und der junge Assistent mit dem Händewaschen beginnen. Sie saßen im Aufenthaltsraum des Operationstraktes zusammen mit Quentin und zwei jungen Schwestern. Es war jetzt halb fünf.

Ich stand auf dem Gang und beobachtete, wie die Anästhesisten ihre Apparate am Eingang bereitstellten, und weil die Tür zum Aufenthaltsraum immer offenstand, habe ich alles gehört, was sie dort sprachen.

Sie wußten, daß es nun noch bis zum Abend dauern würde. «Es sei denn, daß er auf dem Friedhof zwischenlandet», sagte Garbow. «Unser Chef hofft wieder einmal auf ein Wunder.»

«Was soll er denn anderes tun? Hätte er ihn vielleicht ablehnen können?» fragte der jüngere.

«Natürlich nicht», erwiderte Garbow, «aber mir fällt die Sache mit dem See ein und mit den Wundern.»

Dann setzte ich mich zu ihnen, eine Schwester stellte mir eine

Tasse Kaffee hin, und dann fing Garbow mit dem See noch einmal an:

«Wie heißt dieser See, in den früher die Kranken hineingingen, um geheilt zu werden? Sie müssen das doch wissen. Sie sind doch Spezialist.»

«Der See, den Sie meinen, heißt Bethesda», erklärte ich ihm. «Er liegt am Rande von Jerusalem, ein Teich, der sich unter der St.-Anna-Kirche befindet und, nachdem er verschüttet war, wieder ausgegraben wurde.»

Garbow wollte jetzt hören, woher ich meine Kenntnisse habe. Ich hatte diese Zisterne in den Gewölben unter der Kirche gesehen, als ich in Jerusalem war.

«Also gut», sagte Garbow, «passen Sie auf, Chef. Sie kennen doch die Geschichte von den Blinden und den Tauben, die da hineingingen und geheilt herauskamen?»

«Ich kenne die Geschichte von dem Gelähmten, der am Sabbat geheilt wurde. Wenn ein Engel vom Himmel das Wasser bewegte, dann gingen die Kranken hinein, um geheilt zu werden. So wird es erzählt.»

«Und dann kommt der Lahme mit dem Rollstuhl», fuhr Garbow fort.

«Ein uralter Witz», rief der andere Assistent dazwischen.

«Ja, aber der Chef kennt ihn nicht, und er sollte ihn unbedingt kennenlernen. Der Blinde kommt aus dem Wasser und sieht um sich und sieht – was kann man sehen in Jerusalem? –, also er sieht alles, von mir aus den Tempel und so weiter, und dann kommt der Taube aus dem Wasser. Der klatscht in die Hände und sagt, daß er die Vögel singen höre, und dann wird es erst spannend. Passen Sie gut auf, Chef, das ist für Sie: Zwei Männer schieben einen Lahmen mitsamt dem Rollstuhl in den See. Und was glauben Sie, was passiert war, als sie ihn wieder herauszogen? Der Rollstuhl war neu bereift! Als nächster kam einer mit einem Aneurysma, der blutete. Den schoben sie auch rein, er hatte doch tatsächlich eine Gefäßprothese aus Kunststoff im Bauch und blutete nicht mehr, als er wieder auftauchte.»

«Ich kenne noch ein viel größeres Wunder», meldete sich Quentin, «wenn dieser Mann hier vor Ihnen, Chef, dieser Ungläubige, wenn der einmal sein verdammtes Schandmaul halten würde. Das wäre ein wirkliches Wunder!»

So ging das immer hin und her, bis sie das Motorengeräusch hörten. Da gingen sie in den Waschraum.

Sie kamen in ihren roten Pilotenanzügen bis in den Vorraum vom Operationssaal. Der Mann hatte noch einen guten Druck. Während des Fluges hatten sie ihm weitere zwei Konserven gegeben, aber alle wußten, daß man ihn sofort in den nächsten fünf Minuten aufmachen mußte.

Es war eine große Spannung im Raum zu spüren. Niemand sprach ein Wort. Man brauchte nichts zu sagen, weil doch jeder wußte, was er zu tun hatte und daß es auf jede Minute ankam.

Ich hatte keine Angst, weil es keine andere Entscheidung gab und weil ich jeden Handgriff kannte, den ich nun tun mußte.

Als ich den Bauch mit wenigen großen Schnitten eröffnet hatte, quoll uns das Blut entgegen. Die faustgroße Ausbuchtung der Hauptschlagader war in dem Augenblick geplatzt, als der Bauch eröffnet war. Wir saugten und saugten, und der Anästhesist sagte, daß der Blutdruck nicht mehr meßbar wäre. Ich habe im Bauch noch den schwachen Puls über der Blutungsstelle gefühlt. Also schlug das Herz noch, und dann habe ich die große Gefäßklemme bis zu der pulsierenden Schlagader eingeführt und sie oberhalb der Blutung abgeklemmt.

«Er kommt wieder», sagte der Anästhesist und pumpte über zwei Venen die fünfte und die sechste Konserve Blut in den Mann.

Wir haben den großen Aneurysmasack vollständig an der Vorderwand aufgeschnitten und an dessen Rückwand die dort abgehenden Gefäße umstochen. Da stand die Blutung.

«Der Druck ist wieder auf hundert angestiegen», sagte der Anästhesist, und zum ersten Mal während dieser wenigen Minuten hatte ich das Gefühl, daß er es schaffen würde. Garbow sah offenbar den Augenblick für gekommen, wo man die Stimmung auflockern mußte:

«Chef, ich glaube, der blutet ganz schön, der Hubschrauberausflug ist dem nicht bekommen. Ich glaube, jetzt wird er richtig krank.»

Wir lachten.

Die Spannung ließ langsam nach, und Garbow bemerkte, daß ich auch lächelte. Man sieht es trotz des Mundtuches an den kleinen Falten, die sich um die Augenwinkel bilden.

Wenn er doch nicht so ein großes Schandmaul hätte, dachte ich, aber in diesem Augenblick erkannte ich, daß gerade dieses elende Schandmaul große Vorzüge hatte. Ich operierte besonders gern mit ihm, weil er äußerst konzentriert und gewissenhaft arbeitete.

Als wir auch die an der Rückwand abgehenden Arterien umstochen hatten, stand die Blutung vollends. Ich nähte das obere Ende der Prothese mit fortlaufender Naht in die Hauptschlagader und gab für einen Augenblick den Blutstrom frei, damit sich das Gewebe des Kunststoffes abdichtete.

Dann haben wir festgestellt, daß das Aneurysma auch auf die beiden großen Abzweigungen der Hauptschlagader übergriff, was den Eingriff erschwerte. Wir präparierten diese sogenannten Beckenarterien und nähten die Aufzweigungen der Gabelprothese ein. Dann gaben wir endgültig den Blutstrom frei, und das war der Augenblick, an dem man wußte, daß es tatsächlich gelungen ist. Man sah die kräftige Pulsation der Prothese. Es war alles bluttrocken, und dann tasteten wir die Pulse an den Beinen und wußten, daß wir wirklich gewonnen hatten.

So muß sich ein Pilot fühlen, der den Ozean überquert hat, wenn die Räder endlich nach vielstündigem Flug auf der Piste aufsetzen. Vielleicht ist es dasselbe Glücksgefühl wie nach einer gelungenen Operation, für Augenblicke ein flüchtiger, körperlich spürbarer Rauschzustand des Glücks, stark genug, um den Herzschlag für Sekunden zu verändern.

Wir nähten zu. Es war gegen acht Uhr abends, und das Schandmaul sagte:

«Es ist wirklich schön, daß wir fertig sind, Chef. Sie haben doch wohl nichts dagegen, daß ich heute meinen freien Nachmittag nehme?»

Hoffen auf Bethesda

Der 40jährige Patient war zweimal wegen einer schweren akuten Entzündung der Bauchspeicheldrüse operiert worden. Bei dem ersten Eingriff vor zwei Wochen hatte man eine große, mit Sekret gefüllte Höhle in der Umgebung des Organs geöffnet und drainiert. Wegen einer Kette von Komplikationen, die eine nochmalige Operation erforderlich machten, war es nicht gelungen, den fortschreitenden Prozeß zu stoppen.

Bei der Einweisung in unser Krankenhaus bestand der dringende Verdacht auf ausgedehnte Abszeßbildungen und eine Auflösung großer Teile der Bauchspeicheldrüse. Der Mann schwebte in Lebensgefahr.

19. Mai

Ich stehe mit dem Oberarzt, einem Anästhesisten und mit Garbow in der Intensivstation vor der Glastür, welche in die Box des Patienten führt. Er sieht uns an, aber er kann nicht hören, was wir sprechen. Hinter der Glasscheibe sehen wir das Bett, die Flaschen an den Metallständern, die Kabel des EKG und den Monitor. Unter der Bettdecke führen die Schläuche zu den Auffangbehältern der Sekrete, die aus dem Bauch ablaufen. Wir sehen sein Gesicht.

Die Krankheit hat ihn aufgefressen. Er ist stark abgemagert. Früher sei er sehr drahtig gewesen. Er ist durchsichtig geworden. So bezeichnet man einen Zustand, den man nicht exakt beschreiben kann. Das bedeutet, daß mit dem Abnehmen der äußeren Hülle, der Muskulatur also und des Unterhautfettgewebes, das Innere durchscheint durch diese Hülle. Gemeint ist vermutlich das eigentliche Wesen, das sich nun zu erkennen gibt.

Und dann diese großen, tiefen Augen. Wenn die Falten in dem mageren Gesicht sich aus Schmerzen, Angst oder Freude bewegen, verwandeln sie das Gesicht in eine Grimasse. Jeder Ausdruck ist ein anderer als in einem wohlgenährten Gesicht.

Wir besprechen die nächsten chirurgischen Schritte. Die Entfernung des abgestorbenen Bauchspeicheldrüsengewebes und die Drainage der neuerlich gebildeten Abszesse sollten spätestens morgen in einer dritten Operation erfolgen.

«Er hat eine echte Chance», versichere ich.

Darauf Garbow:

«Eines sage ich Ihnen, Chef, wenn der das schafft, dann werde ich religiös.»

Er hat nicht gesagt, daß er dann gläubig werde oder an Gott glaube. Ich weiß nicht, was er eigentlich darunter versteht. Mit Sicherheit ist er kein Arzt, der daran glaubt, daß es eine transzendente Kraft gibt, die bei einer lebensbedrohlichen Erkrankung dieser Art mehr erreichen könnte als eine Drainageoperation und eine gezielte Antibiotikatherapie. Ich weiß nicht, was ich antworten soll.

Ich habe dem Mann erklärt, warum wir noch einmal operieren müßten. Die anderen stehen hinter mir, während ich mit ihm spreche, und ich denke, daß es besser gewesen wäre, ganz allein mit ihm zu sprechen.

Als wir schon wieder draußen sind, hebt er seine schlaffe, blasse Hand von der Bettdecke. Ich soll noch einmal zu ihm hereinkommen. Die anderen draußen sehen nicht, daß er meine Hand faßt, und sie sehen auch nicht, wie sich sein faltiges Gesicht verzieht. Er will mir etwas sagen, aber er bringt es nicht heraus. Ich verspreche ihm, daß alles gut werden würde. Er nickt und versucht zu lächeln, aber das sieht mit den tiefen Falten anders aus als wirkliches Lächeln.

Ich glaube, er hofft wieder, obwohl ihn seine Kraft bereits verlassen hat.

Draußen sage ich zu Garbow:

«War das eine Wette, das mit dem Religiöswerden?»

«Nein, Chef, das war keine Wette.»

Offenbar meinte er es ganz ernst.

Am Ende des langen Krankenhausganges, dort, wo man im Fenster die Bäume des Parks sieht, wartet die Frau des Patienten in der Sitzecke. Sie steht auf, als ich komme. Ich sehe, daß sie mit der Hand ihr Taschentuch zerknüllt. Ich versuche ihr zu erklären, was wir operativ vorhaben, aber wir sprechen nicht von der Möglichkeit eines tödlichen Ausganges, natürlich nicht. Ich bin sicher, daß sie das Risiko erkannt hat.

20. Mai

Es ist gelungen. Wir haben das abgestorbene Gewebe entfernt, zwei Abszesse geöffnet und mehrere Drainagen eingelegt, durch die laufend gespült werden soll. Garbow ist dabeigewesen.

«Er kann es wirklich schaffen», bestätigt er, und später, als wir fertig sind und die grünen Operationshemden ausziehen, fügt er an:

«Man kann schließlich alles erklären, den Erfolg und den Mißerfolg.»

Wie er das meine, will ich wissen.

«Es gibt so ziemlich nichts in der medizinischen Wissenschaft, was man zumindest nachträglich nicht theoretisch analysieren und erklären könnte. Es gibt also eigentlich keine Wunder.»

«Sie denken an den See in Bethesda.»

«Genau.»

Am Abend nach der Operation

Es ist schon ziemlich dunkel im Zimmer, aber ich sehe seine Augen, weil er nahe am Fenster liegt.

Er liegt in einem Einzelzimmer. Die Temperatur ist rückläufig, die Spülung der Drainagen funktioniert. Der Kreislauf ist stabil. Morgen wird er wieder essen können.

Er lächelt.

«Ich glaube, jetzt haben wir es geschafft», sage ich. Ich habe *wir* gesagt.

«Aber es liegt nicht nur am Operieren, nicht nur an der Technik, daß Sie es geschafft haben», ergänze ich.

Man spricht nicht von Wundern, man spricht von Transzendentem. Man wagt auch nicht das Wort *Gott* auszusprechen. Man umschreibt es. Warum?

«Ich weiß», sagt er. Er hat also verstanden, was ich ihm angedeutet habe. Ich denke an Garbow und an seinen verrückten Ausspruch.

26. Mai

Keine Tagebucheintragungen seit der Operation. Er hat sich erholt. Ich bin täglich mehrmals an seinem Bett.

Seit gestern steigt die Temperatur wieder an. Die Ultraschalluntersuchung ergibt den Verdacht auf eine Eiteransammlung zwischen Leber und Zwerchfell.

«Wir müssen noch einmal operieren.» Wie wird er darauf reagieren? Seine Frau sitzt neben dem Bett.

«Und wenn es doch etwas anderes ist?» fragt er. Ich spüre seine Angst.

«Dann muß ich weiter aufmachen, wiederum bis zur Bauchspeicheldrüse.»

Sie haben beide immer noch Vertrauen, trotz der Komplikationen.

Garbow ist heute nachmittag auf der Station gewesen, obwohl er dort nicht zuständig ist. Schwester M. erzählt es mir am Abend. Er habe gefragt, wie es dem Mann ginge. Er habe nach allen Befunden gefragt.

«Und wissen Sie, Chef, was mich Garbow gefragt hat? Also, er sitzt hier neben mir auf der Tischplatte, sieht sich alle Eintragungen in der Akte an, er nickt immer mit dem Kopf, und dann sagt er, ob ich weiß, was die Leute machen, die an Wunder glauben. Ich wußte doch gar nicht, was er damit sagen wollte, und ich weiß es immer noch nicht. Er will wissen, was diese Leute tun und ob ich glaube, daß sie sogar beten oder so ähnlich. Vielleicht glauben sie, daß Gott so eine Art Feuerwehr sei,

75

die man holen könne, wenn es brennt. Ich antworte: ‹Garbow, Sie sind verrückt, was ist mit Ihnen?› Zum Schluß brummt er noch etwas von einem See oder so ähnlich. Verstehen Sie das, Chef?»

«Ich glaube, ich weiß, was er sagen wollte. Es geht um eine Art Wette.» Mehr habe ich ihr nicht verraten.

Am Abend
Als ich in das Krankenzimmer komme, sehe ich, daß seine Frau sich über ihn beugt. Sie sind sich ganz nahe, flüstern miteinander.

Es ist eine Unsitte, ohne anzuklopfen hineinzugehen. Vielleicht hat sie zu ihm gesagt, wenn er wieder gesund sei, würden sie jeden Tag bewußt erleben.

27. Mai
Bei der Operation finde ich tatsächlich einen Abszeß unterhalb des Zwerchfells. Ich habe auch die alten Abszeßbereiche und die Lage der Bauchspeicheldrüse kontrolliert. Ich finde keine neuen Eiteransammlungen. Die Spülung durch die Drainagen funktioniert scheinbar.

Garbow ist bei dieser Operation dabei gewesen. Heute hat er nichts gesagt. Wir haben das Thema nicht berührt.

30. Mai
Die nächste schwere Komplikation ist eingetreten. Eine Dünndarmfistel ist entstanden. Möglicherweise hat eine der Drainagen, welche den Darm von außen berühren, seine Wand durch Druck beschädigt, oder aber die schwere Entzündung hat auf die Darmwand übergegriffen. Jetzt fließt das ätzende Dünndarmsekret durch die Bauchwunde nach außen. Der Versuch, das Loch durch Tamponaden abzudichten, ist wie erwartet gescheitert. Wenn wir mit dieser Fistel nicht fertig werden, wird er daran sterben.

Wie kann ich ihnen begreiflich machen, daß ich noch einmal

operieren muß? Ich versuche, mich in sie hineinzuversetzen: Ver-
zweiflung über den nochmaligen chirurgischen Eingriff und die
Angst vor dem tödlichen Ausgang, über den man nicht spricht,
und der dennoch geahnt wird, die Zweifel an meiner Behandlung.

Also, wie soll ich es ihnen sagen? Gib mir die Worte. Ich weiß
nicht, wie ich es ihnen sagen soll.

Am Abend

Auf dem Gang vor seinem Zimmer fragt mich die Frau des Patienten:

«Muß ich heute nacht hierbleiben? Kann es heute geschehen,
daß er stirbt?»

«Ich glaube nicht», habe ich geantwortet, «aber ich denke
darüber nach, daß ich ihn vielleicht noch einmal operieren
muß.»

«Kann er das überhaupt überstehen?»

«Es ist die letzte Möglichkeit. Lassen Sie mich darüber nachdenken.»

«Wann wird das sein?»

«Ich weiß es nicht. Lassen sie mir noch etwas Zeit.»

Sie hat genickt. Ich glaube, daß beide immer noch volles Vertrauen haben.

Um Mitternacht

Ich bin allein im dunklen Treppenhaus auf dem Weg zur fünften
Etage, wo der Patient liegt. Ein neuer Eingriff ist überaus ris-
kant. Es ist die Frage, ob er ihn in seinem Zustand überhaupt
überstehen wird.

Ich weiß nicht, wie ich entscheiden soll. Ich bete: Gib mir die
richtige Entscheidung. Sag mir den richtigen Zeitpunkt. Ich
kann es doch nicht selber entscheiden.

Ich gehe sehr langsam. Wenn ich das alles gewußt hätte, bevor
ich Chirurg geworden bin. Wenn ich gewußt hätte, wie das ist,
jeden Tag von neuem entscheiden zu müssen. Ich erinnere mich

an ein Gespräch mit einem Freund. «Hast du es wirklich vorher nicht gewußt, wie das ist, Chirurg zu sein?» hat er gefragt.

«Nein.»

«Gibt es überhaupt jemanden, der es schon vorher weiß?»

«Nein, man weiß es erst, wenn man selbständig ist.»

Warum sagen es die Alten nicht den Jüngeren, wie es sein wird?

Die kleine Lampe brennt abgedunkelt durch ein Tuch über dem Kopf des Patienten. Er ist sehr geschwächt, hebt mit Mühe die Hand. Man muß ihn jetzt alle drei Stunden verbinden, weil das Dünndarmsekret die Haut angreift. Es ist gut, daß ich es selbst tue, mitten in der Nacht, und nicht eine Schwester oder der diensthabende Arzt.

«Wenn Sie sagen, daß es gemacht werden muß, zum vierten Mal, dann tun Sie es.» Das sagt er zehn Minuten nach meinem Gang durchs Treppenhaus. Für mich ist das eine klare Antwort. Er vertraut mir immer noch ohne Vorbehalte.

2. Juni

Ich habe alles versucht, die Fistelsekretion zumindest einzuschränken. Wir haben ihn ständig neu verbunden, ohne Erfolg.

Trotz des Verfalls der Kräfte ist der Kreislauf noch stabil. Ständige Kontrolle des zentralen Venendruckes, mehrfache Überprüfung der Elektrolyte. Ausrechnen der Kalorienzufuhr, Blutgasanalysen.

Wie seine Frau das Kopfkissen aufschüttelt, als ich hereinkomme, wie sie seine Stirn abwischt! Ihr Mitleiden. Wie ihre Hände ihn berühren!

Die Temperatur ist auf 39 Grad gestiegen.

Manchmal steht der Tod in der Ecke eines Krankenzimmers. Ich kenne das. Er erscheint greifbar nahe. Der merkwürdige Geruch der Sekrete und von untergegangenem Gewebe, die süßlichen oder erdigen Gerüche in der Ausatmungsluft, auch das ließe sich im einzelnen analysieren, aber es ist manchmal noch etwas anderes im Raum.

Bei diesem Mann, in diesem Zimmer, ist der Tod noch nicht anwesend. Ich bin mir ganz sicher.

Dennoch: Die Situation scheint nun fast hoffnungslos. Zum ersten Mal möchte ich es aufgeben. Wie ein kurzer Schwächeanfall ist das, oder ist es die objektive Einschätzung der Situation?

Sämtliche Kollegen und die Schwestern glauben nicht mehr daran, daß wir ihn durchbringen können. Garbow schweigt. Gestern nach dem Operieren sagt er zu mir:

«Mann, Chef, ich möchte nicht in Ihrer Haut stecken.» Und dann sieht er mich an, und ich weiß, daß er überlegt, ob er noch mehr sagen soll:

«Gestern habe ich zum ersten Mal gedacht, daß es besser wäre, wenn ich doch nicht Chirurg werden würde.»

«Gestern», bemerke ich, «und heute?»

Er lächelt.

«Na ja, heute denke ich, ich sollte weitermachen.»

Abends

Ich bin lange bei ihm gewesen.

Heute hat seine Frau zu mir gesagt, daß sie oft zusammen beten. Ich frage mich, wofür sie beten. Sie beten darum, daß er es doch noch schafft. Gibt es ein anderes Gebet?

«Beten Sie auch?» fragt sie mich draußen vor der Tür auf dem Gang.

«Ja», habe ich gesagt, und dann habe ich hinzugefügt:

«Es ist im Grunde genommen alles getan, was uns die moderne Medizin und die Chirurgie anbietet. Es ist buchstäblich alles eingesetzt worden. Wir haben den Bakteriologen zugezogen, der unsere Antibiotikatherapie überprüft, jeden Schritt haben wir mit unseren Gastroenterologen besprochen, wir haben sämtliche abgestorbenen Gewebeteile entfernt, die Abszesse drainiert, den Oberbauch gespült und abgesaugt. Wir haben alles getan.»

Sie zögert einen Augenblick, bevor sie antwortet.

«Ich weiß das, und mein Mann weiß das auch, und jetzt meinen Sie, daß es keine weiteren Möglichkeiten mehr gibt.»

«Doch, ich glaube, daß wir weitermachen müssen.»

Was ich soeben gesagt habe, sollte doch keine Rechtfertigung sein, oder vielleicht doch?

Ich habe bei diesen Worten an Garbow gedacht und wie ich es ihm begreiflich machen könnte. Die moderne Medizin kann letztlich jeden Verlauf einer Erkrankung nachträglich begründen und analysieren. Das ist seine Meinung, und ich kann nicht umhin, es zu bestätigen. Es ist dann wie eine mathematische Aufgabe, wie eine Gleichung, deren Unbekannte man einsetzt aufgrund des Wissensstandes und der wissenschaftlichen Erkenntnisse, und unter dem Strich stimmt es immer. Dennoch stimmt es nicht ganz. Wir glauben das immer, aber es stimmt nicht.

3. Juni

Ich gehe durch den Park zur Klinik. Ich habe eigentlich nicht bemerkt, daß es Sommer geworden ist. Ich habe nicht bewußt miterlebt, daß die Bäume grün wurden. Wir arbeiten zwölf bis vierzehn Stunden, und manchmal sagt jemand beim Operieren: «Draußen scheint die Sonne, ein schöner Tag heute.»

Zwischen den Wiesen meine Schritte auf dem Kies. Ich bleibe stehen und denke: Mach ihn gesund. Es wäre ein Wunder. Es könnte geschehen.

Das Gebet wird in den medizinischen Therapieplan einbezogen.

Gab es in den 25 Jahren meiner chirurgischen Tätigkeit Fälle, in denen physiologische Gesetze durchbrochen wurden und jemand gesund wurde, obwohl er eigentlich hätte sterben müssen? Parallelen zum Teich Bethesda? Das Gebet eines Chirurgen ist eigentlich nie reine Fürbitte. Seine Motive sind selten heilig. Er denkt auch an den eigenen Erfolg. Wenn ich jetzt sagen würde, daß ich Wunder schon erlebt hätte, dann käme Garbow mit seinen absolut sicheren wissenschaftlichen Beweisen. Gib mir ein Zeichen, ob ich ihn noch einmal operieren soll.

Ich betrete das Krankenhaus. Ich gehe zu der Anästhesistin,

zu der ich großes Vertrauen habe. Warum tue ich das jetzt, in diesem Augenblick?

«Warum operieren Sie ihn nicht noch einmal?» fragt sie plötzlich. Es ist geradezu aufregend, daß sie das jetzt sagt, zehn Minuten nach dem Spaziergang durch den Park. Sie ist die einzige, die noch weitermachen würde.

«Glauben Sie, daß er ohne Operation eine Chance hat, daß sich die Fistel schließt? Können Sie nicht die Bauchspeicheldrüse und das umgebende Gebiet noch einmal revidieren?»

Wiederum eine klare Antwort. Sie ist die einzige, die die Möglichkeit einer Heilung sieht.

Man könne ihn doch nicht Tag und Nacht quälen mit Verbandwechseln, mit dieser brennenden Wunde, und schließlich sei er doch ganz klar bei Verstand, argumentiert sie.

Auf einmal, nach diesen wenigen Minuten, gibt es keine Ohnmacht mehr. Es gibt sogar Kraft zu neuen Entscheidungen. Wir können wieder aktiv werden.

«Warum sollen wir es nicht gleich tun?» fragt sie. «Jetzt – heute nachmittag.»

Die Operation
Wir sind bis in die große Höhle vorgedrungen, in der sich Eiter und abgestorbenes Pankreasgewebe befindet. Ein erneut aufgetretener Abszeß zwischen Dickdarm und Niere wird eröffnet. Die Resektion von Gewebe der Bauchspeicheldrüse ist nicht möglich. Er würde es nicht überstehen. Die Fistel wird geschlossen.

2 Uhr nachts
Telefonanruf aus der Klinik.

«Kommen Sie schnell. Ich fürchte, er verblutet!» Die Anästhesistin ist am Telefon.

Aus der Drainage in der großen Höhle läuft hellrotes Blut. Alle sind gekommen, seine Frau, ein Freund und eine Verwandte. Sie warten auf den Tod.

Durch das Glasfenster in der Intensivstation sehe ich, wie seine Frau sich über ihn beugt. Sie streichelt ihn. Sie sprechen miteinander.

Danach

In meinem Zimmer sitzt seine Frau mir gegenüber. Es ist der Augenblick, in dem irgendein lächerliches Wort oder eine Berührung trösten könnte.

Sie habe immer und immerfort gebetet.

«Und nun wissen Sie, daß die Gebete nicht erhört wurden?» frage ich.

«Ich glaube, es ist anders», antwortet sie. «Er ist zwar gestorben, aber in diesen letzten drei Wochen ist so viel geschehen, vieles, was wir nie vorher erlebt hatten.»

Am Abend desselben Tages

«Hat nicht geklappt, Chef, was?» sagt Garbow. «Schade!»

«Nein, aber das Wasser des Teiches hat sich bewegt.»

«Wieso Teich? Ich denke, es ist ein See», sagt er.

«Es ist kein See, es ist nur ein Teich.»

«Na wenn schon», sagt Garbow, «ob See oder Teich. Wo liegt er denn nun wirklich, der Teich?»

«Vielleicht ist er auch hier.»

Kapitel 3

Schuldsprüche

W arum werden alle Diskussionen über ärztliche Kunstfehler in der Öffentlichkeit mit solcher Leidenschaft geführt,
selbst dann, wenn aufgrund der Beweise keine Zweifel an der
Schuld des Arztes bestehen? Der Arzt leidet an dem Vorwurf, er
habe nicht nur juristisch falsch gehandelt, sondern auch als Arzt
versagt. Die begangenen Fehlleistungen sind vielfach geringfü-
gig, aber dennoch folgenschwer. Eine kurzdauernde Konzentra-
tionsschwäche – bedingt vielleicht durch Müdigkeit infolge
stundenlanger Belastung –, eine während einer Operation in
Sekunden getroffene falsche Entscheidung, eine Verwechslung
von technischen Daten, die in anderen Berufen nicht mehr als
eine reparable Panne darstellt, können verheerende Auswirkun-
gen haben. Die Öffentlichkeit und die Medien bemessen Schuld
nach den vorliegenden Fakten, die juristisch zur Verurteilung
des Arztes führen müssen.

Der Arzt wehrt sich dagegen, daß sein ärztliches Verantwor-
tungsbewußtsein in aller Öffentlichkeit in Frage gestellt wird.

Neben dem juristischen Schuldbegriff gibt es ein Schuldigwer-
den, das in der Tiefe empfunden wird und auf den Grundbegrif-
fen ärztlicher Verantwortung beruht, einer ethischen Norm, der
sich der überwiegende Teil der Ärzte immer noch verpflichtet
fühlt. Wenn ein Arzt sich verteidigt, steht er in dem Konflikt
zwischen einer wahrhaftigen Selbstkritik und dem gleichzeitigen
Bemühen, sich vor der Öffentlichkeit zu rechtfertigen. Dieser
Widerstreit kann nur durch das Gewissen entschieden werden.

Der Prozeß

Ich war Medizinalassistent und älter, als es meinem Ausbildungsstand entsprach, denn ich hatte den Krieg hinter mir und die russische Gefangenschaft. Es war vertraglich festgeschrieben, daß man vor der Approbation eine verantwortliche Tätigkeit nicht übernehmen durfte, es sei denn unter Aufsicht von Fachärzten. Um so mehr erfüllte es mich mit Genugtuung, schon nach wenigen Wochen der Einarbeitung auf der gastroenterologischen Spezialabteilung zu allen wesentlichen und interessanten Tätigkeiten herangezogen zu werden.

Eine Woche vor den hier zu schildernden Ereignissen im Frühjahr 1955 ging mein Stationsarzt in Urlaub, nachdem er mich mit der Leitung der Station betraut hatte. Es war eine Auszeichnung. Mein Vorgesetzter war ein Oberarzt. Er war in Abwesenheit des Chefs auch für die sogenannte Privatstation zuständig. Sie lag ein Stockwerk über unserer Station.

Zum ersten Mal konnte ich nun selbständig ärztlich handeln. Halbe Nächte habe ich zu Hause studiert, Fachzeitschriften gelesen und mein Examenswissen ergänzt, als ob mir jemand im Nacken säße. Ich stellte meine eigenen Diagnosen immer wieder in Frage, arbeitete die Unterlagen der mir anvertrauten Patienten durch und hatte Angst vor Behandlungsfehlern. Ich wußte, daß ich meine Entscheidungen am nächsten Tag am Krankenbett vertreten mußte. Die ersten selbständig durchgeführten Visiten wurden zur Bewährungsprobe.

Die großgewachsene Stationsschwester Elisabeth stand bei der Visite schweigend neben mir. Sie war abweisend und stellte alle meine Anordnungen in Frage, sofern sie vom Stil des Stationsarztes abwichen, der im Urlaub war. Er war ihr Idol.

15. März

Abends um neun Uhr steht die Stationsschwester Elisabeth auf einmal in der Tür des Arztzimmers. Ihr Blick ist vorwurfsvoll, aber auch unsicher.

«Der Krankenpfleger ist längst weg», klagt sie, «und es ist keiner im Hause aufzutreiben, der bei einem Patienten einen Einlauf machen kann. Der Mann will ihn nicht von einer Schwester machen lassen.»

Schließlich ist es ja auch peinlich, sich von einer Frau den Schlauch in den After stecken zu lassen, aber ich frage mich dennoch, was das soll. Warum zum Kuckuck erzählt sie mir das, wo sie doch sonst immer alles so perfekt organisiert.

«Immer, wenn man sie braucht», sagt sie, «sind sie nicht da.»

Wo das Problem liege, will ich wissen. Ich grinse, hole mir im Waschraum die Schüssel, drehe mich noch einmal nach ihr um, bevor ich in das Zimmer des Patienten gehe und sehe, wie sie mir ganz entgeistert nachblickt. Das hat sie offenbar noch nicht erlebt, daß ein Arzt einen Einlauf macht. Sie ruft mir nach, ich solle das Papier nicht vergessen, und ich erwidere, während ich bereits in der Tür stehe:

«Glauben Sie vielleicht, ich mache es mit der Hand?» Zum ersten Mal lacht sie.

Verdammt noch mal, denke ich, muß man erst einen Einlauf machen und einen Hintern abwischen, bis sie vernünftig wird. Nach verrichteter Arbeit, nachdem ich die Hände gewaschen habe, stelle ich mich neben ihren Schreibtisch.

«Erfolgsmeldung», sage ich, «es war eine ganze Schüssel voll. Ein Kilo ohne Knochen. Die Hälfte war noch gut.»

«Mann, Doktor», sagt sie, «ich wußte gar nicht, daß Sie das können.»

«Hören Sie, Sie waren zwar im Krieg Krankenschwester, aber ich habe in russischer Gefangenschaft Typhuskranke gepflegt, von denen täglich welche starben, oder solche, die zehnmal am Tag scheißen mußten, und jeden Tag hatte ich die Konservenbüchsen mit Chlor auszuwaschen, mit den bloßen Händen natürlich.»

Da öffnet sie die Schreibtischtür und holt eine Schnapsflasche heraus.

«So, Doktor, das haben wir uns verdient.»

«Was heißt hier *wir*?» Sie muß nun wirklich lachen, macht zwei Gläser randvoll und stößt mit mir an.

Von dem Tag an war eigentlich alles in Ordnung zwischen uns. Ich wurde auf einmal akzeptiert, aber doch nur in Grenzen. Ihre Arbeit auf der Station hätte ich auch von jetzt an nicht kritisieren oder gar kontrollieren dürfen.

16. März

Ein Gastwirt wird auf die Privatstation eingewiesen. Die Diagnose lautet: Blutung aus einem Duodenalulkus und schwerer Leberschaden. Am gleichen Tage erhält der Patient eine Bluttransfusion der Gruppe Null, die er gut verträgt.

17. März

Der Gastwirt soll von der Privatstation ein Stockwerk tiefer auf unsere Station verlegt werden, aus finanziellen Gründen, wie man mir mitteilt. Er soll eine weitere Bluttransfusion erhalten. Um die Formalitäten brauchte ich mich nicht zu kümmern, sagt der Oberarzt, das erledigten hier am Hause die Schwestern.

Schwester Hilde von der Privatstation gibt telefonisch Schwester Elisabeth die Personalien des zu verlegenden Patienten und die Blutgruppe AB durch.

Es ist die falsche Gruppe. Telefonische Durchsagen seien nicht gestattet, so höre ich später. Wußten das die Schwestern nicht? Und warum hat Schwester Elisabeth, unsere Stationsschwester, die Angaben übernommen, ohne die Unterlagen zu kontrollieren, die später mit dem Patienten auf die Station kamen? Und warum hat sie diese falsche Blutgruppe auf einem Zettel vermerkt und einen Krankenpfleger damit in die Blutbank geschickt? Sie hätte wissen müssen, daß man ohne Angaben der

Personalien keine Konserve bestellen durfte. Warum hat die Blutbank diese Konserve, ohne die notwendigen Unterlagen anzufordern, herausgegeben?

13 Uhr

Ich sehe den Patienten zum ersten Mal. Ein großer, schwerer Mann, aufgeschwemmt, offenbar mit Wasseransammlung in den Geweben. Eine gründliche Untersuchung erübrigt sich, denn das ist alles bereits vom Oberarzt gemacht worden. Der Mann wirkt apathisch. Ich lerne ihn in der Kürze der Zeit, die bis zum Anlegen der Blutkonserve bleibt, nicht kennen. Er bleibt mir fremd.

13.15 Uhr

Schwester Elisabeth bittet mich, möglichst gleich die Bluttransfusion durchzuführen, weil binnen einer Stunde die Besuchsstunde anfängt. Da ist wieder ihre autoritäre Organisation. Sie will mir etwas aufzwingen. Ich frage, ob alles in Ordnung sei. Ja, natürlich sei alles in Ordnung, sie hätten selbst, Schwester Hilde und sie, alle Vorbereitungen getroffen.

Warum habe ich nicht darauf bestanden, daß sie mir die schriftliche Bestätigung der Kreuzprobe übergibt? Wußte sie überhaupt, daß es absolute Pflicht ist, das Blut des Spenders mit dem des Empfängers zu testen, um jede Unverträglichkeit auszuschließen? Ich habe mich immer und immer wieder gefragt, warum ich es nicht verlangt habe. Weil sie sich nie kontrollieren lassen wollte?

«Sie können die Konserve anlegen», sagt sie.

Aber ich bestehe darauf, wenigstens die Öhleckersche Vorprobe durchzuführen. Wenigstens diese zusätzliche Sicherheit will ich haben. Ich spritze etwa dreißig Milliliter Konservenblut und warte eine Viertelstunde ab, erfahre, daß der Patient nur ein geringes Ziehen im Rücken spürt. Ich beachte nicht, daß dies bereits ein Hinweis auf Unverträglichkeit ist. Ich hätte mehr injizieren müssen.

13.30 Uhr
Anlegen der Konserve. Ich punktiere eine Vene. Die Schwester reicht mir den Schlauch, der von der Blutkonserve ausgeht, und ich schließe ihn an die Kanüle an. Alles in Ordnung.

13.45 Uhr
Zunehmende Blässe, erschreckend der Blick des kranken Mannes, dieser Blick, der Unheil ankündigt. Wir erkennen die drohende Gefahr nicht. Wir können sie ja nicht erkennen, weil wir den Fehler nicht in Betracht gezogen haben.

Die ersten Schweißperlen auf der Stirn, Anstieg der Pulsfrequenz auf hundertzehn pro Minute.

Ich habe auf einmal Angst. Irgend etwas Schreckliches kommt auf mich zu. Ich weiß nicht, warum ich Angst habe, noch nicht. Ich schreibe das alles Tage später auf. Ich spüre die Angst, noch einmal, als ob ich es noch einmal erlebe.

Ich laufe über das Treppenhaus in den oberen Stock zum Oberarzt. Dieser liegt auf dem Sofa und liest die Zeitung. Ich schildere die Situation. Zurück auf die Station. Seiner Weisung folgend, spritze ich ein Kreislaufmittel intramuskulär.

13.55 Uhr
Weiterer Anstieg der Pulsfrequenz auf hundertzwanzig pro Minute, die Stirn ist schweißnaß, die Extremitäten kalt. Die Blutdruckwerte fallen, alles Anzeichen also eines Kreislaufkollapses, nun bereits den Tod ankündigend, der aber immer noch nicht gedacht oder erahnt wird und sich dennoch innerhalb dieser zwanzig Minuten schrittweise vollzieht.

Die Angst. Sie hätte mich doch längst auf die richtige Fährte führen müssen.

Ich laufe zum zweiten Mal hinauf zum Arztzimmer im zweiten Stock. Der Oberarzt liegt wiederum zeitunglesend dort. Ich erhalte weitere Anordnungen, laufe zurück, nehme mehrere Stufen auf einmal und spritze das Kreislaufmittel, nunmehr intravenös.

14 Uhr

Das überstürzte Herausfahren des Krankenbettes aus dem Vierbettenzimmer, als es offensichtlich ist, daß der Tod kurz bevorsteht. Ich schiebe am Kopfende, Elisabeth nimmt das Fußende. Ich sehe auf das weiße Gesicht des Mannes, der in Kürze sterben wird, beide sehen wir es. Wir schieben das Bett in jenen kleinen Raum neben dem Stationszimmer, wo in der Regel das Sterben vor sich geht, und das alles fünfunddreißig Minuten nach Anlegen der Transfusion. Es folgt eine letzte, diesmal telefonische Anordnung des Oberarztes, ein Kreislaufmittel intracardial, also direkt mit sehr langer Kanüle in das noch schlagende Herz einzuspritzen. Ich habe das noch nie getan, weiß nur, an welcher Stelle zwischen den Rippen eingestochen werden muß. Ich komme zu spät, denn als ich die Spritze aufgezogen habe, ist der Mann bereits ein Sterbender. Wir sind beide Zeuge der letzten schnappenden Atemzüge.

Wir sind ganz allein mit dem Toten.

Dann die Feststellung des Todes an der Leiche durch den Oberarzt, der nunmehr erstmals persönlich in Erscheinung tritt und der in Erinnerung an die erste auf seiner eigenen Station durchgeführte Transfusion und anhand der Fieberkurve unschwer feststellen kann, daß die falsche Blutgruppe transfundiert wurde.

«Das wird sehr hart für Sie», sagt er. «Wir müssen die Kriminalpolizei und den Staatsanwalt benachrichtigen.»

15 Uhr

Vernehmung durch die Kriminalpolizei, der Oberarzt und ich in getrennten Räumen. Der Beamte will dem Medizinalassistenten Brücken bauen, fragt, warum der zuständige Vorgesetzte nicht die Sache übernommen habe. Ich erwidere, daß ich dazu keine Aussage machen wolle. Schließlich sei er mein Kollege, wenn auch ein Vorgesetzter. Die Schuldfrage soll das Gericht entscheiden.

15.50 Uhr

Die Beamten vergleichen die beiden Protokolle. Eine kurze, nur geflüsterte Bemerkung läßt mich erkennen, daß der Oberarzt zur Frage der Kompetenz gegen seinen Medizinalassistenten ausgesagt hat. Ich bin mir ganz sicher (es bestätigt sich später).

Drei Monate später

Ich suche im Gebäude des Landgerichts den zweiten Sitzungssaal. Auf Fluren und Treppen riecht es nach dem unvergessenen schmierigen Fußbodenöl der Kasernen. Neben der halbgeöffneten Tür des Saales die Tafel mit dem Hinweis: Strafsache Krankenschwestern Hilde T. und Elisabeth T., Dr. Z.

Alle Bänke sind fast bis auf den letzten Platz gefüllt. Man hat eine Abiturientenklasse des Gymnasiums eingeladen und zwanzig Mann des Bundesgrenzschutzes.

Ich spüre meinen Herzschlag und zögere einzutreten. Alle diese jungen Menschen wissen, daß ich wegen fahrlässiger Tötung angeklagt bin. Dann gehe ich hinein und blicke über alle Bankreihen und in viele Gesichter. Ich will ihren Blicken nicht ausweichen. Bevor der uniformierte Gerichtsdiener das hölzerne Gatter, das auf die Anklagebank führt, öffnet, sehe ich die beiden mitangeklagten Frauen schräg von hinten. Sie haben bereits Platz genommen. Die kleine Schwester Hilde von der Privatstation sitzt in sich zusammengesunken mit gesenktem Kopf, neben ihr kerzengerade die große, starke Schwester Elisabeth, die vielen neugierigen Blicke der Besucher meidend. Ihre schweren Hände liegen auf der Brüstung vor ihr. Der Uniformierte schließt das Gatter hinter mir, und ich habe den Eindruck, daß er mir zunickt, eine sehr kleine Bewegung, nicht mehr, als es seine Beamtenwürde zuläßt.

Ich begrüße die Schwestern. Ich berühre ganz leicht die Hände der Schwester. Die Frauen versuchen zu lächeln, dann starrt Elisabeth auf das Fenster ihr gegenüber. Sie tut es scheinbar abwesend. Im oberen Teil dieses Fensters sieht man die obersten

Äste eines Baumes und darüber anfangs blauen Himmel, später einzelne Wolken, und gegen Ende der achtstündigen Verhandlung klatschen Regenschauer an die Fenster. Elisabeth starrt unbewegt dorthin.

Seit ich mit ihr in dem kleinen Raum den Tod des Gastwirtes miterlebt habe, fürchte ich, daß sie sich etwas antun könnte. Ich habe großes Mitleid mit ihr.

Als der Richter und die Beisitzer eintreten, entsteht ein knarrendes, scharrendes Geräusch. Alle Anwesenden haben sich von ihren Plätzen erhoben. In diesem Schweigen ein erster Höhepunkt von Erwartungen und Neugier im Zuschauerraum. Auf der Anklagebank herrscht dagegen die Furcht vor dem nunmehr bevorstehenden Zurschaustellen der tödlichen Ereignisse und der unausweichlichen, in ihrem Strafmaß aber noch ungewissen Verurteilung. Nur einen Augenblick hatte Schwester Hilde den Blick auf das Publikum gerichtet, ein Blick, der scheinbar um Nachsicht bittet, dann senkt sie wiederum den Kopf und blickt auf ihre Hände, die sie zwischen die Knie gelegt hat. Sie hält darin ihr zerknülltes Taschentuch.

Der Richter verliest die Kurzfassung der Lebensläufe. Seine Stimme ist monoton und wirkt sachlich. Die drei Angeklagten sind plötzlich keine Unpersonen mehr. Beschrieben wird vom Richter der lange Berufsweg der zwei Frauen, ein Hinweis auf die Hingabe zu ihrem Beruf. Zum ersten Mal bekommen viele der jungen Zuschauer Einblick in die Welt des Krankenhauses, die für die meisten von ihnen bis zu diesem Tage fremd und unzugänglich gewesen ist. Dann folgt der Bericht zur Person des 32jährigen Arztes. Es wird erwähnt, daß er unter Hitler Soldat war und fünf Jahre in Kriegsgefangenschaft verbrachte. Dieses und der Hinweis, daß Schwester Elisabeth jahrelang in Feldlazaretten Rußlands tätig gewesen ist, erscheint der jungen Generation außergewöhnlich. Die Bewältigung eines durchschnittlich zehn bis zwölfstündigen Arbeitstages von Schwestern und Arzt bei einer Besoldung von monatlich hundert Mark wird mit Stimmengewirr im Saal quittiert.

Dann beginnt der Bericht über die Ereignisse jener Tage, über Fehlentscheidungen, Versagen und Fahrlässigkeiten der drei Angeklagten, eine schonungslose Darstellung vor den Zuschauern. Ich stelle mir während dieses langen Berichtes vor, wie die Zuschauer wortlos verurteilen – oder doch begnadigen? Ihren Blicken preisgegeben zu sein ist vielleicht bereits Teil einer Strafe. Schwester Hilde blickt wiederum ängstlich in die Runde.

Jetzt sehe auch ich nur noch auf das große Fenster über dem Kopf des Staatsanwaltes. Graue Wolken hängen über den Bäumen.

Die Angeklagten werden vernommen. Der Staatsanwalt fragt, ob ich als Medizinalassistent überhaupt berechtigt gewesen sei, Bluttransfusionen durchzuführen. Ich antworte, daß ich alles mit dem Oberarzt besprochen und unter seiner Aufsicht gehandelt hätte. Es ging immer hin und her. Der Oberarzt wurde nicht belastet. Ich wollte es nicht.

Von Schwester Elisabeth will der Staatsanwalt erfahren, ob es im Krankenhaus keine allgemeingültige schriftliche Anweisung für die Durchführung einer Bluttransfusion gibt.

«Es gibt eine», sagt sie, «aber mir war es damals nicht bekannt.»

Nun folgt die Zeugenvernehmung. Der Professor, der Chef, tritt ein. Etwas zu salopp, sein Anzug und die Lackschuhe, denke ich.

Richter: «Gab es in Ihrer Klinik schriftlich festgelegte Richtlinien über die Durchführung von Bluttransfusionen?»

Der Professor: «Es gibt sie seit Jahren. Sie sollten auf den Stationen ausliegen.»

Sie lagen nie aus, ich weiß es.

Dann kommt die entscheidende Wendung.

Der Richter: «Herr Professor, Herr Dr. Z. ist Medizinalassistent. War ihm zuzumuten, daß er selbstverantwortlich eine Transfusion durchführt?»

Der Professor: «Nicht jedem Medizinalassistenten ist das zuzutrauen, aber Herrn Z. selbstverständlich.»

Ich glaube, daß mein Schicksal jetzt besiegelt ist. Ich verehre meinen Chef, aber in diesem Augenblick wendet er sich von mir ab. Der Mann will auf Kosten seines Medizinalassistenten den guten Ruf seiner Klinik bewahren, denke ich.

Als der Oberarzt vernommen wird, kommt es zum Eklat. Er sagt, daß ich nach den Vorschriften verpflichtet gewesen sei, während der Transfusion am Bett des Patienten zu bleiben. Ich bin empört, weil nachweislich in der Klinik so etwas nie gefordert worden war. Ich will aufspringen, ich will mich selbst verteidigen und bedauere, daß ich damals bei der ersten Vernehmung den Oberarzt geschont habe, aber der Anwalt drückt mich auf meinen Platz zurück. Er hat das selbst korrigiert.

Das Plädoyer des Staatsanwaltes endet mit den Worten: «Ich beantrage sechs Monate Gefängnis und Umwandlung in eine schwere Geldstrafe, damit der junge Mann einmal sieht, daß es hier um Menschenleben geht.»

Das Urteil wird nach achtstündiger Verhandlung verkündigt. Die Angeklagten sind der fahrlässigen Tötung für schuldig befunden worden. Es werden bestraft: Der Arzt Dr. Z. mit vier Monaten Gefängnis auf Bewährung. Schwester Hilde T. und Schwester Elisabeth T. mit je drei Monaten Gefängnis, ebenfalls auf Bewährung.

Der Fremdkörper

Es war eine durch Jahre hindurch gewachsene Freundschaft zwischen zwei Chirurgen, eine Männerfreundschaft, wie Dr. Seidel es formulierte. Er sprach von vornherein in der Vergangenheit, so daß man in Betracht ziehen mußte, daß der andere bereits gestorben war, oder aber, daß etwas geschehen war, was diese Beziehung zerstört hatte.

Sie hatten sich während der Assistentenzeit kennengelernt, hier für das spätere Berufsleben sehr entscheidende gemeinsame Erfahrungen gesammelt, und sie hatten sogar schwierige Bergtouren gemacht, durch das Seil miteinander verbunden, Erlebnisse, die sie in besonderer Weise geprägt hatten. Auch als sie beide eine leitende chirurgische Stellung eingenommen hatten, war die Verbindung nie abgerissen, im Gegenteil, man hatte sogar mit den Frauen zwei Urlaube zusammen verbracht.

Kein Schatten also über ihrer Freundschaft bis zu dem Tage, als Seidel eine junge Frau operierte, die wegen eines akuten Darmverschlusses eingeliefert wurde.

Es begann in Kreta. Die besagte junge Frau war mit ihrem Mann dorthin gefahren. Es war der erste erholsame Urlaub nach Jahren. Drei Jahre zuvor war sie zunächst wegen einer akuten Appendicitis und Monate später von demselben Chirurgen wegen eines Darmverschlusses zum zweiten Mal in einem süddeutschen Krankenhaus operiert worden und hatte sich seither nicht mehr erholt. In mehrwöchigen Abständen war es immer wieder zu heftigen Anfällen einer Erkrankung gekommen, deren Ursache ungeklärt blieb. Dabei kam es zu krampfartigen Leibschmerzen, hie und da auch zum Erbrechen. Diese Zustände dauerten mitunter tagelang an.

Mehrfach war sie klinisch untersucht worden, ohne daß man den Dingen auf den Grund kam, was zur Folge hatte, daß man sogar von einer psychischen Überlagerung sprach. Ebendiese Vermutung führte die junge Frau in eine merkwürdige Vereinsamung, zumal auch ihr Ehemann nach so vielen erfolglosen diagnostischen Maßnahmen zu dieser Ansicht neigte. Sie aber wußte, daß sie krank war. Ein Frau, die das Leben genossen hatte, wurde von ihrer Umgebung zur psychisch Kranken gestempelt. Sie war damals, als sie operiert worden war, jung verheiratet. Daß sich ihr Kinderwunsch nicht erfüllte, wurde schließlich auch durch eine psychische Erkrankung erklärt. Die junge Ehe war also großen Belastungen ausgesetzt, und als es nun endlich zu jenem Urlaub auf Kreta kam, ereignete sich die Katastrophe.

Sie wohnten in einem Hotel am Meer an der Ostküste in der Nähe von Agias Nikolaos, genossen jeden Tag, glücklich und in der Hoffnung, daß die Krankheit nunmehr besiegt war. Sie war monatelang ohne Anfälle gewesen.

In der zweiten Woche ihres Aufenthaltes – sie saßen beim Abendbrot auf der Terrasse am Meer – überfiel sie ein heftiger Schmerz, stärker als je zuvor. Sie war der Ohnmacht nahe und wurde mit Hilfe des Hotelpersonals in ihr Zimmer gebracht. Der konsultierte griechische Arzt war hilflos, sprach vom Verdacht auf einen Darmverschluß und riet nach einstündiger Beobachtung zur Einweisung ins Krankenhaus. Sie sträubte sich vehement dagegen, dennoch mußte sie, da die Erscheinungen sich eher verstärkten, per Krankenwagen in das Krankenhaus der Hauptstadt Heraklion eingewiesen werden. Es schien so, als sei eine dringliche Operation unumgänglich.

Die Bemühungen des Ehemannes, seine Frau so rasch als möglich per Flugzeug nach Deutschland zu bringen, waren nach zahlreichen Telefonaten erfolgreich. In aller Frühe wurde sie am nächsten Tage von einer Rettungsmaschine des Roten Kreuzes abgeholt. Über Vermittlung von Freunden hatte man in der Klinik von Seidel bereits alle Vorbereitungen für den voraussehbaren Noteingriff getroffen.

Die Diagnose der griechischen Ärzte wurde bestätigt. Es gab nicht den geringsten Zweifel an einem Verschluß des mittleren Dünndarmes. Die Übersichtsaufnahmen des Bauches zeigten die typischen Spiegelbildungen im Darm und extrem erweiterte Schlingen. In der Kürze der zur Verfügung stehenden Zeit hatte Seidel bei der gebotenen Eile zwar in Erfahrung bringen können, daß die Patientin vor drei Jahren zweimal operiert worden war, detaillierte Informationen über die damalige Behandlung aber erhielt er erst in den Tagen nach der Operation. Jetzt erfuhr Seidel, daß die Voroperationen von seinem Freund durchgeführt worden waren. Es gab aber bereits jetzt keinen Zweifel daran, daß ein Zusammenhang mit den Voroperationen bestand. Die meisten Verschlüsse des Dünndarmes sind Folgen vorausgegangener Operationen. Die Patientin hatte ihm ihre Beschwerden der letzten drei Jahre geschildert. Kein Zweifel! Es mußte sich um eine Operationsfolge handeln. Sie sind selten auf einen Fehler des Operateurs zurückzuführen. Die Ursachen sind meistens Verklebungen entzündlicher Art, Verwachsungen und Gewebsstränge, die sich auch bei der sorgfältigsten Operationstechnik bilden können, sozusagen eine schicksalsmäßige Entwicklung.

Da sich die Kreislaufsituation verschlechterte, wurde nach entsprechender Vorbereitung die junge Frau eine Stunde nach ihrer Einlieferung in die Klinik operiert. Die Notoperation war sozusagen in letzter Minute erfolgt, denn der gesamte Dünndarm vor dem Hindernis war so erweitert, daß die papierdünn überdehnte Darmwand jeden Augenblick hätte einreißen können. Die Folge wäre das Ausfließen von mindestens zwei Liter Dünndarmflüssigkeit in die freie Bauchhöhle gewesen, ein Umstand, der Seidel zwang, nach Öffnen des Bauches den Darm mit dem Motorsauger abzusaugen. Die Präparation der vielfach miteinander verklebten Dünndarmschlingen gestaltete sich bei den alten Narben äußerst schwierig. Die Darmwände waren stellenweise so fest miteinander verwachsen, daß sie sich nur schwer voneinander trennen ließen. Schließlich stieß er an eine harte Narbenplatte, die er scharf durchtrennen mußte, um weiter in die Tiefe vordringen zu können. Im Zentrum dieser Platte entdeckte er ein fadenförmiges Gebilde. Der erste Gedanke: Hier war ein Fremdkörper zurückgelassen worden, eine Mullplatte oder ähnliches. Er war gezwungen, den ganzen Bereich einschließlich einiger nicht mehr zu rettender verwachsener Darmschlingen herauszuschneiden, und stellte nun, nachdem der gesamte Bauch revidiert war, eine neue Verbindung zwischen den beiden durch das Entfernen des Darmanteiles entstandenen Darmöffnungen her. Wo die Oberfläche der betroffenen Schlingen stark verändert war, legte er sie aneinander und fixierte sie mit einzelnen Nähten, um zu verhindern, daß sich in der Folgezeit wieder durch Verdrehungen der Schlingen ein neuer Darmverschluß ausbildete.

Das verdächtige Gewebsstück hatte er herauspräpariert. Es war ein vier Zentimeter langes und zwei Zentimeter breites Gewebe, das eindeutig von einer Mullplatte stammte. Er schickte es zur mikroskopischen Untersuchung ein. Da derartige kleine Gewebsfetzen nie bei einer Operation verwendet werden, konnte es sich nur um den Teil einer Kompresse handeln, die vermutlich bei der ersten Operation im Bauch vergessen worden war. Bei dem zweiten Eingriff, der wegen des Darmverschlusses erforderlich wurde, hatte der Operateur offensichtlich den Fremdkörper, das *corpus alienum*, entdeckt und nachträglich entfernt. Vermutlich war bei dieser zweiten Operation ein kleiner Rest der Platte in der Bauchhöhle zurückgeblieben.

Die Patientin wußte nichts von alledem. Man hatte ihr bei der zweiten Operation gesagt, es handle sich um einen Darmverschluß, ohne auf die Gründe näher einzugehen. Es wurde lediglich von entzündlichen Verwachsungen gesprochen.

Es war ein verhängnisvoller Irrtum, daß man sie als psychisch Kranke abgestempelt hatte. Das sagte Dr. Seidel dem Ehemann. Der Ehemann berichtete seinerseits, daß in den vergangenen Monaten immer dann, wenn die Beschwerden verstärkt aufgetreten seien, Röntgenuntersuchungen des Dünndarmes durchgeführt worden seien. Dabei habe sich nie eine Passagestörung ergeben, so daß die Ursache nie geklärt wurde, und somit habe man sich auch nie zu einer nochmaligen Operation entschließen können. Dr. Seidel erfuhr, daß sich die Patientin nicht mehr bei ihrem früheren Chirurgen vorgestellt hatte, weil das Ehepaar in eine andere Stadt gezogen ist.

Seidel hatte bei der Operation die beiden Tuben, die in die entzündlichen Veränderungen mit einbezogen waren, frei präpariert und zwischen sie und den Darm Fettgewebe gelegt. Auf diese Weise sollten neue Verklebungen verhindert werden. Es war also durchaus möglich, daß die Frau jetzt doch noch Kinder bekommen konnte. Übrigens konnte man im nachhinein nicht feststellen, welche entzündlichen Veränderungen auf den durchgebrochenen Blinddarm und welche auf die zurückgelassene Platte zurückzuführen waren.

Den Namen des Voroperateurs erfuhr Seidel erst am dritten Tage nach der Operation, als die Patientin, auf dem Wege der Besserung, von der Intensivstation wieder auf die allgemeine Station verlegt wurde. Der chirurgische Chefarzt des süddeutschen Krankenhauses war sein alter Freund. Seidel war es nicht gelungen, ihn telefonisch zu erreichen, weil der Freund sich auf einer Auslandsreise befand. Von dem Oberarzt seines Freundes erfuhr Seidel, daß in der Krankenakte der Patientin lediglich zwei Briefe an den Hausarzt vorhanden seien sowie der Operationsbericht von der ersten Operation. Die Briefe waren nach der Entlassung der Patientin an den Hausarzt geschrieben worden. Weitere Rückfragen ergaben, daß der Bericht der zweiten Operation nicht auffindbar war. Der Verdacht, daß dieser Bericht bewußt zurückgehalten worden war, verhärtete sich. Es gab nur einen einzigen Hinweis auf das *corpus alienum*, nämlich die Bemerkung im zweiten Arztbrief:

Bei der Reoperation fanden wir zwischen den Darmschlingen Gewebsanteile, die wir nicht exakt differenzieren konnten. Ein Anhalt für Malignität ergab sich nicht.

Auf diese Weise war Seidels Freund insofern entlastet, als er die Ursache der Verwachsungen zumindest angedeutet hatte. Aber er verheimlichte die wahre Ursache und ließ den zweiten Operationsbericht verschwinden. Die Patientin blieb über die wahre Ursache im unklaren.

Wenige Tage nach der Operation sprach Dr. Seidel ausführlich mit der Patientin. Entzündliche Veränderungen seien die Ursache des Darmverschlusses gewesen, wie sie nach jedem Baucheingriff eintreten könnten, insbesondere nach einem Durchbruch des Wurmfortsatzes, erklärte er ihr. Und das herausgeschnittene Gewebe sei zur mikroskopischen Untersuchung eingesandt worden.

Das Ergebnis teilte er ihr vorerst nicht mit. Warum nicht? Er wollte Zeit gewinnen. Er wollte vorher mit seinem Freund sprechen. Er sollte in der kommenden Woche zurückkommen. Stattdessen sprach er mit ihr über den Kinderwunsch und gab seiner Hoffnung Ausdruck, daß sie nun Kinder bekommen könne und daß das Leben neu beginnen könne. Sie nickte.

Bis zum letzten Tag vor ihrer Entlassung hatte sie sich gut erholt und sogar zugenommen. Sie hatte etwas Rouge aufgelegt, Zeichen dafür, daß sie gesund wurde. Es war immer so. Wenn die Frauen mit dem Make-up anfangen, dann sind sie in der Regel auf dem Wege der Besserung.

Niemand konnte ausschließen, daß sich irgendwann einmal neue Verwachsungen bilden. Darum wies er mit Nachdruck darauf hin, daß sie zunächst in ständiger Kontrolle bleiben müsse.

Er saß neben ihrem Bett und war nahe daran, ihr die volle Wahrheit zu sagen. Nur dann hätte sie die Notwendigkeit der Kontrollen einsehen können.

Dann sagte sie: «Also werde ich Sie wiedersehen.»

Er hatte es vorgezogen, mit dem Zug zu fahren. So hatte er Zeit und Ruhe nachzudenken. Er fuhr zu seinem Freund, ohne sich vorher anzumelden. Er wollte ihn überraschen, und wenn er vor ihm stünde, würde der Freund sofort wissen, warum er gekommen war. Daß er in der Abwesenheit des Freundes mit dessen Oberarzt telefoniert hatte, war ihm sicher berichtet worden.

Vom Hotel aus hatte er dann doch angerufen. Der Freund war am Apparat, und es folgte eine lange Pause. Er sagte nicht, daß er sich freue, und lud Seidel auch nicht zu sich nach Hause ein. Er sagte nur:

«Komm, ich bin in der Klinik.» Er sagte nur *komm*, mehr nicht.

Von da an hat Seidel alles aus dem Gedächtnis in sein Tagebuch geschrieben, jedes Wort des Gespräches.

Aus dem Tagebuch des Dr. Seidel
Er gibt mir die Hand, er versucht zu lächeln. Ich glaube, er hat Angst. Er sagt nur:

«Du weißt alles.»

«Ja. Wo ist der Operationsbericht der zweiten Operation?» frage ich. Vielleicht hätte ich nicht so unvermittelt zum Kern der Sache kommen sollen. Es war wie ein Verhör.

«Unter Verschluß», antwortet er, «ich habe keinen Grund, ihn jemandem zu zeigen, sofern ich nicht danach gefragt werde.»

«Ich habe danach gefragt.»

«Ich war in Amerika.»

«In Ordnung», lenke ich ein. «Warum hast du es getan, warum hast du alles verschwiegen?»

Dann fängt er an, mich anzugreifen.

«Hör mal, Seidel, du bist Chirurg, genau wie ich. Du weißt ganz genau, daß mich keine Schuld trifft. Es ist keine ärztliche

Schuld, einen Tupfer drin zu lassen, noch dazu bei einem völlig vereiterten Blinddarm mit mehreren hundert Kubikzentimetern eitriger Flüssigkeit im Bauch. Es kann jedem von uns passieren. Niemand tut es absichtlich. Ich sage, es trifft mich keine Schuld, ich bleibe dabei.»

«Wir reden nicht von Schuld, wir reden von dieser Frau. Sie hat drei Jahre lang gelitten.»

«Erstens habe ich ihr gesagt, daß sie zu mir kommen soll, wenn sie erneut Beschwerden hat. Sie hat es nicht getan.»

«Sie ist in eine andere Stadt gezogen.»

«Zweitens bin ich nicht zu einer Selbstanzeige verpflichtet.»

«Es wäre nichts anderes gewesen als ein Haftpflichtverfahren. Das hättest du überstanden, eine Zivilklage, weiter nichts.»

«Du irrst», sagt er mit erhöhter Lautstärke, «weil du mich schon verhörst wie einen Verbrecher, werde ich dir sagen, wie es war.»

«Begreifst du denn nicht», sage ich, «auch wenn der Jurist, das staatliche Recht dich entschuldigen würden, als Arzt, als wirklicher Arzt, mußt du anders handeln.»

«Hör auf, bitte, hör auf mit deiner Moral. Ich will dir sagen, wie es war. Es fand sich bei der ersten Operation Eiter und eine große Flüssigkeitsansammlung im Douglasschen Raum. Ich habe mit dem Motorsauger ausgesaugt, wie üblich. Es blieb zwischen den Darmschlingen viel Flüssigkeit zurück. Ich tupfte mit armierten Stiltupfern aus, so, wie wir sie alle benützen. Aber weil noch immer eine ganze Menge Flüssigkeit vorhanden war und weil es mir wohl nicht schnell genug ging, habe ich mir mit der Pinzette lose Platten vom Instrumententisch genommen. Es gab sogar noch einen Disput zwischen der instrumentierenden Schwester und mir. Sie hat sich dagegen verwahrt, daß ich mir lose Platten vom Tisch nehme. Sie hatte ja so recht. Eine dieser Kompressen mußte ich vergessen haben. Sie ist mir irgendwie aus der Pinzette gerutscht. Nicht einfach so, das nicht, aber ich erinnere mich, daß etwas in der Ambulanz los war – ein Unfall, ein akuter Bauch. Man rief von dort aus an, ich mußte die Operation unterbrechen und meine Anordnungen treffen. Also, ich habe eine Platte dabei verloren.»

«Und die Schwester sagte nichts? Hat denn der Assistent nichts bemerkt?»

«Nein. Hör zu. Nach drei Monaten kommt sie wieder. Diagnose: Darmverschluß. Ich mache wieder auf. Ich präpariere die verklebten Darmschlingen. An einer Stelle sind drei Schlingen so fest miteinander verbacken, daß sie sich nicht voneinander lösen lassen. Ich taste mit den Fingern, finde einen ziemlich derben tumorösen Bezirk, gehe millimeterweise scharf mit der Schere vor, und dabei habe ich es bemerkt. Zwischen den Branchen der Schere, sozusagen am äußersten Ende, ein kleines Mullpartikelchen, vielleicht ein Millimeter, wird sichtbar, mehr nicht. Niemand hat es gesehen. Ich weiß, daß ich ohnehin den ganzen Bereich entfernen muß. Ich hätte die Schlingen nicht ohne gröbere Verletzungen und Serosadefekte auseinander bekommen. Ich lege das ganze Präparat *in toto* in ein Glasgefäß. Der Pfleger steht hinter mir, hält mir das Gefäß hin, und ich sage ihm, daß er es so im Glas belassen solle, weil ich es mir später noch einmal ansehen müsse. Niemand hat je irgend etwas bemerkt. Dann, als die Darmanastomose fertig ist und die Assistenten zunähen, hab ich mir im Vorbereitungsraum die Sache angesehen. Eine Mullplatte. Ich habe sie herausgeschnitten und den Rest zur mikroskopischen Untersuchung eingesandt. Das war es. Und du willst von mir eine Selbstanzeige.»

Wir sitzen uns gegenüber, und er fängt an zu rauchen. Er raucht sehr selten. Ich möchte das Fotoalbum aus meiner Tasche nehmen und es vor ihm hinlegen. Ich habe es mitgenommen, weil ich ihn erinnern will an die Klettertouren und all das andere, aber ich tue es nicht. Ich hätte es vielleicht doch tun sollen, ganz bestimmt. Jetzt ist es zu spät, und ich fühle mich elend, weil ich ihm Moral predige.

Er fängt noch einmal an. Jetzt sagt er etwas, das trifft den Nagel auf den Kopf.

«Bitte versetz dich in meine Lage. Versuch doch einmal nachzudenken, wie es dir ergangen wäre. Ich rede von der ersten
Operation, von dem durchgebrochenen Wurmfortsatz. Du hast
eine Patientin vor dir, die schwerstens gefährdet ist, hohe Tem-
peraturen, Eiter im Bauch. Vierundzwanzig Stunden zuvor ist
die Appendix durchgebrochen, und du denkst, wenn sie mir nur
nicht stirbt, wenn sie nur nicht stirbt! Ich habe vor vielen Jahren
einmal einen durchgebrochenen Blinddarm an einer schweren
Peritonitis verloren. Du tust alles, was ein alter Chirurg tut.
Aussaugen des Bauches, es war eine Menge Sekret drin, spülen,
noch mal spülen und so weiter, und die ganze Zeit, während du
operierst, denkst du, daß es verdammt weit fortgeschritten ist
und daß sie einen beginnenden septischen Schock hat mit ver-
minderten Thrombozyten und so weiter. Du hast alles getan,
und du bringst sie durch. Du kennst das, dieses, na wie soll ich
das nennen: ein gewisses Siegesgefühl. Und dann kommt das mit
der zweiten Operation und mit der Mullplatte. Alles für die
Katz. Scheiß auf das Siegesgefühl. Du hast den Bruchteil einer
Sekunde nicht aufgepaßt. Du hast die Pinzette etwas gelockert,
eine von den drei Kompressen hast du zwischen den Schlingen
verloren. Mann, Seidel, hör auf, von Schuld zu reden. Hör auf,
es kotzt mich an.»

Es geht nur um diese Frau, sage ich noch einmal, und da dreht
er sich um – er ist an das Fenster getreten und redet mit dem
Rücken zu mir.

«Die Frau? Eine schöne Frau, habe ich recht? Also deswegen.» Jetzt grinst er mich an.

Das ist zu viel, aber bevor ich was sagen kann, legt er noch
einen drauf.

«Wer sagt dir, daß diese Frau nicht Strafanzeige gegen mich
gestellt hätte wegen fahrlässiger Körperverletzung?»

«Diese Frau hätte das nie getan!»

«Aha, also diese schöne Frau hätte es nicht getan. Woher
weißt du das? Es hätte sie irgendein Bekannter oder der Ehemann überreden können. Nenne mir bitte denjenigen, der heute

Verständnis hat für uns Ärzte, und noch jemand, bei dem etwas schiefgelaufen ist. Aber es muß ja gar nicht so schwerwiegend sein wie bei dieser Frau, irgendeine Kleinigkeit läuft nicht programmgemäß, und dann sagen sie: Da ist doch irgend etwas passiert, da haben sie doch wieder irgend etwas falsch gemacht. Sag nur, daß du das nicht kennst. Wie vielen Freunden habe ich meine Meinung gesagt, wenn sie so zu reden angefangen haben. Und dann läßt du einen Tupfer drin. Sie würden über dich herfallen wie über einen Verbrecher. Sie freuen sich geradezu, daß sie einen Arzt erwischt haben, dem sie einen Fehler nachweisen können. Und das mußt du auch wissen. Ich habe deiner schönen Frau nach der zweiten Operation gesagt, daß sie wiederum unbedingt zu mir kommen müsse, wenn sie noch einmal Symptome eines beginnenden Verschlusses hat, nur zu mir, habe ich gesagt, weil ich ihren Bauch von innen kenne wie kein anderer. Bis ins einzelne habe ich das alles erklärt. Ob sie umgezogen ist oder nicht, sie hätte zu mir kommen sollen.»

«Das war nicht nur mangelnde Aufklärung», erwidere ich, «das Verschweigen ist wie ein Betrug.»

Da fängt er wieder an, im Zimmer umherzugehen. Dann bleibt er vor mir stehen.

«Es müßte kein Mensch davon erfahren, verstehst du mich?»

«Wenn wir nicht bei der dritten Operation dieses Stück Mull gefunden hätten!»

Dann erzählte ich ihm, daß wir die Reste einer Mullkompresse gefunden und mikroskopisch identifiziert haben. Ich sage ihm, daß es drei Menschen bei der Operation gesehen haben. Auch wenn ich es verschweigen wollte, könnte ich es nicht wegen der Zeugen. Ich hätte aber der Patientin noch nichts gesagt.

«Ich wollte damit warten, bis ich mit dir gesprochen habe.»

«Du bist verrückt, du bist wirklich verrückt. Du willst wohl, daß ich mich selbst anzeige?»

«Das wäre das Beste. Ich bin dein Freund, ich will dich vor Schlimmerem bewahren, verstehst du das? Es geht nicht mehr um fahrlässige Körperverletzung, es geht um sehr viel mehr.»

Der Zug fährt in den Frankfurter Hauptbahnhof. Ich bin auf einmal drauf und dran, auszusteigen und mit dem nächsten Zug zurückzufahren. Ich hätte ihn so nicht verlassen sollen. Er ist mein Freund. Ich könnte hingehen und ihm das Fotoalbum hinlegen, das Bild von dem Überhang an der Watzmann-Westwand, wo er mich gehalten hatte, nachdem der Haken ausgerissen war. Ich werde ihm das Bild schicken, ohne Kommentar, und dann werde ich dazu schreiben: Verdammt noch mal, ganz große Scheiße. Begreifst du endlich?

Ich weiß, wie es wirklich ist. Du findest diesen Tupfer, und dann kommt eine große Angst. Die ist so groß, daß es sich jemand, der nie operiert hat, kaum vorstellen kann. Es ist eine wirklich ganz große Angst, ein Erschrecken. Du hast damals bei dem perforierten Blinddarm alles getan, aber einen kleinen, einen einzigen Augenblick warst du nicht voll konzentriert. Dein Ruf, dein Ansehen, alles hängt an dieser verdammten Kompresse. Wer will von Schuld reden?

Statt auszusteigen, gehe ich in den Speisewagen.

Als der Zug aus der Frankfurter Halle fährt, kommt sie auf mich zu, die junge Frau mit dem Darmverschluß. Natürlich nicht sie selbst, aber ich habe sie auf einmal vor mir gesehen. Ich sage ihr, daß sie besser wegginge. Vermutlich habe ich es halblaut gesagt, etwas peinlich, weil der Ober jetzt fragt, was ich bestellt habe. Ich bestelle Wein und Käse.

Ich weiß, daß niemand, dem ich das erzähle, auch nur einen Augenblick daran glaubt, daß mir so war, als säße die Frau leibhaftig mir gegenüber.

Der Ober bringt Wein und Brot.

Ich bin jetzt auf einmal sicher, daß ich ihr die volle Wahrheit sagen werde. In drei Wochen sollte sie zur Nachuntersuchung kommen.

Nachtrag
Was sich zehn Tage später ereignete, erfuhr Seidel telefonisch durch die Frau seines Freundes.

Der Freund war wie so oft abends noch sehr lange in der Klinik, aber an diesem Tage hatte er seine Frau nicht wie üblich angerufen. Sie war in Sorge. Sie fuhr in die Klinik und fand die Tür zu seinem Zimmer nicht abgeschlossen. Er war nicht anwesend. Auf dem Schreibtisch lag ein Brief an die Patientin, mit der Hand geschrieben, möglicherweise ein Entwurf, den er vermutlich der Sekretärin am nächsten Tage diktieren wollte. Vielleicht wollte er diesen Brief auch ohne jeden Mitwisser absenden. Es sei nicht ihre Art, derartige Brief zu lesen, aber sie habe nicht widerstehen können, teilte sie Seidel mit. Ihr Mann habe der Patientin den wahren Grund für den Darmverschluß mitgeteilt. Dabei habe er in keiner Weise versucht, sich reinzuwaschen. Er habe die ganze Schuld auf sich genommen, und er bat sie, sie möge sich von ihrem jetzigen Arzt, seinem Freund Seidel, erklären lassen, was im einzelnen bei derartigen Eingriffen geschähe und wie es zu einem so verhängnisvollen Versehen kommen konnte.

Daneben lag ein angefangener Brief an seine Frau.

In großer Angst habe sie, wie sie Seidel weiter berichtete, einem inneren Befehl folgend, die Schublade des Schreibtisches geöffnet und neben Schreibutensilien eine Packung Schlaftabletten gefunden. Die Packung sei voll gewesen. In Panik sei sie in die Ambulanz des Krankenhauses gelaufen. Sie erfuhr von der diensthabenden Krankenschwester, daß ihr Mann zu einer dringenden Operation gerufen worden war und daß er sie gebeten hatte, zu Hause anzurufen. Das sei vor einer Viertelstunde gewesen, und sie habe noch keine Zeit für diesen Anruf gehabt. Die Schwester war erstaunt, als die Frau ihres Chefs sie nunmehr bat, im Operationssaal anzurufen, ob er wirklich dort sei. Ja, er sei bereits am Operationstisch. Es handelte sich um eine schwere Blutung aus dem Magen.

Sie ging zurück in das Arbeitszimmer. Sie sei sehr langsam gegangen, sozusagen Schritt für Schritt und wie benommen.

«Ich bitte dich, komm», hatte sie am Telefon zu Seidel gesagt.

In einer waghalsigen Fahrt erreichte er gegen zwei Uhr nachts die Wohnung der Freunde. Sie sprachen zu dritt, bis es hell wurde.

Er schickte den Brief an die junge Frau am nächsten Tag ab. Es kam zu einem zivilrechtlichen Verfahren. Die junge Frau hätte nichts unternommen, aber der Ehemann und Freunde hatten es getan. Die Versicherung mußte fünfzigtausend Mark zahlen.

Kapitel 4

Chirurgie im Alter

Es gab eine Zeit, in der ein hohes Lebensalter allen eingreifenden und riskanten therapeutischen Maßnahmen und dem ärztlichen Ehrgeiz natürliche Grenzen setzte. Der Fortschritt hat auch vor diesen Grenzen nicht haltgemacht. Noch vor vierzig Jahren waren ausgedehnte Resektionen am Magen-Darm-Kanal und an der Lunge bei über 65jährigen selten. Viele Chirurgen haben von sich aus derartige Operationen von vornherein abgelehnt. Ihre Patienten haben das akzeptiert. Sie kannten keine anderen Alternativen und überließen weitgehend dem Arzt die Entscheidung. Nicht autoritäre Eigenmächtigkeit führte zu derartigen Entscheidungen. Der Arzt selbst trug in viel stärkerem Maß als heute die volle Verantwortung, und er war öffentlich der Kritik ausgesetzt, wenn er zu riskanten Eingriffen riet. Es läßt sich allerdings nicht leugnen, daß derartige Entscheidungen ohne die Einbeziehung des Kranken schon damals eine Bevormundung darstellten, wenngleich sie den Chirurgen nicht in aller Deutlichkeit bewußt war.

Mittlerweile hat sich die Altersgrenze bei der Indikation zu großen operativen Eingriffen aufgrund der unvergleichlich größeren technischen Möglichkeiten mindestens um ein Jahrzehnt verschoben. Zu Beginn der Klappenersatz- und Bypassoperationen am Herzen lag vor dreißig Jahren die Grenze der Operabilität höchstens im sechzigsten Lebensjahr, heute werden bereits über 80jährige operiert. Noch vor fünfzig Jahren stellten wir die Frage, ob wir unbefugt mit technischen Mitteln und mit hohem Operationsrisiko in einen gottgewollten Alterungsprozeß eingreifen und das Leben verlängern dürfen. Heute wird die Frage in vielen Fällen umgekehrt gestellt: Dürfen wir einem alten Menschen die Möglichkeit einer Lebensverlängerung und die Verbesserung seiner Lebensqualität vorenthalten, wenn die technischen Möglichkeiten dafür gegeben sind?

Heute wie vor einem halben Jahrhundert gilt die prinzipielle Feststellung, daß es keine auf das Alter bezogene Werteskala geben darf, wenn es um Operationsindikationen geht. Der alte Mensch kann ebenso wie der junge alle Möglichkeiten der Medizin für sich in Anspruch nehmen. Wir haben sehr oft unbefugt über seinen Lebensspielraum verfügt. Entscheidend sind allein Risiko und Chancen einer Operation sowie die Selbstbestimmung des Patienten. Es ist fatal, einem Kranken die Operation vorzuenthalten, nur weil er ein bestimmtes Lebensalter überschritten hat, und ebenso fatal ist es, einen sehr alten Menschen zu einem Eingriff zu überreden, der – einsam und müde – eine Verlängerung seines Lebens nicht mehr wünscht. Wir überreden ihn, wenn wir uns in seine Lebenssituation nicht hineindenken.

Wir neigen oft dazu, alte Menschen zu bevormunden, weil wir ihr Urteilsvermögen unterschätzen. Viele von ihnen haben sich aus der Gesellschaft zurückgezogen und ihr Selbstvertrauen verloren. Aus diesem Grunde sind ihre Reaktionen in einem aufklärenden Gespräch verlangsamt und zurückhaltend. Sie sind verunsichert und spüren die Überlegenheit des ärztlichen Gesprächspartners.

Bei allen Überlegungen sollte nicht außer acht gelassen werden, daß in der Regel jüngere Menschen über das Schicksal von älteren entscheiden. Der so häufig in Diskussionen verwendete Satz: «Schließlich hat er sein Leben gelebt» oder: «Er hatte schließlich ein erfülltes Leben» kann keinesfalls auf alle alten Menschen angewandt werden, zumindest nicht auf jene, die einen ungebrochenen Lebenswillen haben, und es erscheint unter diesen Gesichtspunkten überheblich und inhuman, wenn wir über den Wert eines Lebens entscheiden.

Ein sehr alter, weiser und lebendiger Mann wird durch Zufall Zeuge eines Gespräches, das man über ihn im Stationszimmer der Abteilung führt. Es geht um eine lebenserhaltende Operation, die zwar risikoreich, aber dennoch sehr erfolgversprechend ist. Der junge Stationsarzt vertritt die Meinung, daß jener alte Mann schließlich ein erfülltes Leben gehabt habe. Er sagt das, ohne den Sinn dieses Satzes erklären zu können. Der junge Mann empfindet sich als Humanist, als Vertreter der anthropozentrischen Medizin.

Kurz danach findet ein Gespräch zwischen dem alten Mann und dem Humanisten statt.

«Mein lieber junger Freund», eröffnet der Alte das Gespräch, «wissen Sie, welchen Wein ich bevorzuge? Wissen Sie, daß ich täglich zwei oder drei Glas davon trinke, und wissen Sie, daß ich einen Hund habe, einen sehr schönen Hund, mit dem ich spazierengehe, und wissen Sie, warum ich abends bei schönem Wetter zu einem Aussichtspunkt über der Stadt wandere, um die Aussicht zu genießen?»

Der junge Arzt weiß nicht, was er antworten soll.

«Sehen Sie, ich sitze dort oben und habe sehr gute Gedanken, und ich würde sie gerne noch aufschreiben. Vermutlich komme ich nicht mehr dazu, weil man mich nicht mehr operieren will, aber in 55 Jahren würde ich Ihnen gerne, falls es einen direkten Kontakt zu den Lebenden geben sollte, berichten, was das für Gedanken gewesen sind. Es sei denn», ergänzt er nach einer Pause, «sie kämen bis dahin selber auf gute Gedanken.»

Wir wissen nicht, wovon wir reden, weil wir noch nicht alt sind. Wir ahnen nichts davon, daß ein alter Mensch für den verbliebenen Rest seines Lebens Pläne hat, Wünsche und Träume. Es ist dem Jüngeren nicht möglich, sich in die Lebenssituation des Alten hineinzudenken.

Der Fortschritt der Medizin hat unsere Einstellung zur Alterschirurgie grundlegend verändert, aber sie steht dabei in der Gefahr, sich selbst zu überschätzen, wenn sie auch hier das technisch Machbare zum Maß in allen Entscheidungen macht. Das Lebensalter ist längst zu einer technischen Herausforderung geworden. Chirurgen werden wie andere auch von Ehrgeiz getrieben und drücken ihre Erfolge in Zahlen aus, aber sehr häufig berücksichtigen diese Erfolgsstatistiken nicht die postoperative Lebensqualität und die Lebenssituation des Kranken. Die Selbstbestimmung und die Mitentscheidung des alten Patienten ist das Maß, nach dem wir uns richten müssen.

Solange sich die Operationsindikationen auf jene Menschen beziehen, welche noch eine erfüllte Zukunft vor sich sehen und sie erleben wollen, dürfte es zutreffen, daß wir alles tun müssen, um mit unserer Operation dieses Ziel anzustreben. Im anderen Falle sind wir oft ratlos und fürchten uns vor der Entscheidung.

Dorothea und Herrmann

Auf dem Friedhof am Rande der Stadt waren zwei frische Gräber entstanden. Auf den hohen, scholligen Erdhaufen lagen noch die verwelkten Kränze. Die Entfernung zwischen den beiden Gräbern betrug etwa fünfzig Meter. Ein Kiesweg verlief in der Mitte zwischen beiden, und an seinem Rande stand eine Bank unter einer Hängeweide.

Dorothea kam meist am frühen Nachmittag. Sie holte mit der großen Gießkanne Wasser vom nahen Brunnen und goß jene Blumen, die sie als Provisorium um das kleine Holzkreuz herum gepflanzt hatte. Seine endgültige Form und Bepflanzung sollte das Grab erst nach etwa zwei Monaten erhalten, wenn sich die Erde über dem Sarg weiter gesenkt haben würde. Sie sah, wie von Tag zu Tag die Kränze auf den Erdschollen mehr und mehr vertrockneten. Der große Schmerz über den Verlust ihres Mannes war nicht mehr ganz so lebendig spürbar wie vor Wochen. Sie sträubte sich dagegen, aber es war wirklich so.

Dorothea hatte kürzlich durch die Zweige der Weide hindurch einen älteren Mann am Grabe jenseits des Kiesweges bemerkt. Er holte mit der großen Gießkanne Wasser vom Brunnen. Nachdem er gegangen war, hatte sie festgestellt, daß auch er Frühlingsblumen um ein Holzkreuz gepflanzt hatte.

Eines Tages begegneten sie sich auf dem Kiesweg. Sie sahen einander an und nickten sich zu.

Von diesem Tage an kam er ebenso wie sie am frühen Nachmittag. Offenbar hatte sich der Mann auf ihren Rhythmus eingestellt.

Eine Woche nach der ersten Begegnung auf dem Kiesweg wachte sie nachts auf. Sie mußte an den älteren Mann auf dem Friedhof denken und sah sein Gesicht vor sich, das vermutlich so traurig war wie das ihre. Sie hatte also an einen fremden Mann gedacht. Sie war beunruhigt, und auf einmal waren auch die verwelkten Kränze auf dem Grab ein stiller Vorwurf. So verhandelte denn Dorothea mit dem Friedhofsgärtner über die Gestaltung des Grabes. Es müßten Blumen gepflanzt werden, die immer wieder blühten. Es sollte alles so bleiben. Trotz dieser Planung blieb der Selbstvorwurf, die der Anblick der verwelkten Kränze erweckt hatte. Ja, er verstärkte sich, als sie es sich zur Gewohnheit machte, sich auf jene Bank zu setzen, die zwischen ihrem Grabe und dem des fremden Mannes stand und von wo aus die Zweige der Weide den Blick hinüber nicht behinderten.

Der Mann war zwar alt, aber er hielt sich sehr gerade, hatte ein scharf geschnittenes Gesicht und sehr klare, hellblaue Augen. Das alles hatte sie bemerkt, als sie ihm damals zum ersten Mal auf dem Kiesweg begegnet war. Sie hatte damals ein Buch mitgenommen und aufgeschlagen, aber sie las nicht darin. Sie senkte das Buch, als er auf dem Kiesweg auf sie zukam, und nickte ihm zu. Dann hob sie das Buch wieder. Unauffällig sah sie über den Rand des Buches hinweg, wie der Mann die große Gießkanne holte und seine Frühlingsblumen goß. Dann stand er dort und betrachtete das Grab, wie es alle Menschen tun, die vor Gräbern stehen, und später fragte er Dorothea, ob sie schon gegossen hätte und ob er ihr vielleicht helfen könne. Der alte Mann stellte sich vor. Er verbeugte sich dabei, wie es früher die Männer getan haben. Er sagte: «Herrmann D.» und setzte sich neben sie.

So hatte es zwischen ihnen angefangen.

Dorothea litt seit zwei Jahren an einer plötzlich auftretenden Verlangsamung des Herzschlags, einer sogenannten Rhythmusstörung. Diese Zustände dauerten mitunter mehrere Minuten. Sie hatte dann immer große Angst und befürchtete, daß das Herz einmal während dieses Ereignisses ganz aufhören könnte zu schlagen. Die Ursache war, so erklärten es ihr die Ärzte, die Schädigung eines Nervenknotens, in dem die Impulse für die Muskelkontraktion des Herzens entstehen. Die Folge waren Störungen der Überleitung dieser Impulse von der Schaltzentrale auf die Muskulatur. Der Herzschlag setzte aus oder war unregelmäßig. Eine wirkungsvolle Behandlung mit Medikamenten, die die Herzinsuffizienz günstig beeinflussen, war kaum möglich, weil damit eine plötzlich eintretende Verlangsamung des Herzschlages hätte ausgelöst werden können. Diese Schwierigkeiten, die sich bei der Behandlung ergaben, beunruhigten sie. Der behandelnde Internist riet zur Implantation eines Schrittmachers. Nur so sei die Behandlung ihrer Herzerkrankung wirkungsvoll möglich. Im übrigen sei diese Erkrankung keineswegs beängstigend.

Dorothea wurde in eine Spezialklinik überwiesen.

Der Oberarzt untersuchte sie in der Ambulanz. Sie hatte zu ihm Vertrauen, und weil sie eine einsame Frau war, erzählte sie ihm die Geschichte von den Gräbern. Sie hatte also mit dem Arzt über ihr Glück gesprochen. Dabei hatte sie nicht dieses Wort «Glück» gebraucht, aber sie erzählte ihm, daß sie das Grab ihres Mannes und Herrmann das Grab seiner Frau täglich besuchten. Beide Gräber seien noch frisch, aber die Kränze seien längst vertrocknet gewesen.

Warum sie nicht schon eher gekommen sei, fragte der Oberarzt.

«Weil ich Angst gehabt habe», antwortete sie, «aber jetzt muß ich fit sein.» Sie benutzte das Wort «fit». Es klang im Munde einer älteren Frau etwas merkwürdig. Sie fügte noch hinzu, daß sie heiraten wollten.

Sie hatte vor dieser Untersuchung in der Herzklinik noch etwas Rouge aufgelegt, nicht zu viel, das wäre aufdringlich gewesen. Das hatte sie getan, weil sie auch als alte Frau über siebzig schön sein wollte. Sie war schön. Aber der Oberarzt hatte nicht so genau hingesehen, als er sie untersuchte.

Sie wollte dem Arzt, zu dem sie Vertrauen hatte, eigentlich erzählen, daß sie und Herrmann dort an den Gräbern ihre Erinnerungen austauschten, aber dann erzählte sie es doch nicht, und das war sicher gut so. Der Oberarzt hörte sehr aufmerksam zu. Sie dachte, er würde alles für sich behalten.

Die Geschichte mit der Liebe an den Gräbern wurde alsbald zum Gesprächsstoff in der Klinik. Es war eine belustigende, eine fröhliche Story. Sie wurde im Kasino, wo sich die Ärzte zum Mittagessen trafen, weitererzählt, in den Kaffeepausen, im Operationssaal und auf der Station. Die Geschichte wurde in verschiedenen Variationen erzählt, nicht etwa mit sarkastischem Humor, sondern fast liebevoll, wenn auch mit den entsprechenden Pointen, die man sich immer neu ausdenken konnte. So erhielt die alte Dame ihren Namen Dorothea. Mit liebevollem Spott also sprachen die jungen Ärzte und Schwestern von Dorothea, die sie als schrullig bezeichneten. Man lächelte, wenn der Name fiel, man lächelte über das durchaus geschmackvolle Make-up, das sie immer dann auftrug, wenn sie ihren Freund erwartete. Und was der ganzen Geschichte die Krone aufsetzte, war die Tatsache, daß dieser Freund Herrmann hieß. Ebendiese Tatsache veranlaßte einen sehr jungen Assistenten, Dr. Garbow, der allgemein als Schandmaul bekannt war, die Liebesgeschichte der beiden über 70jährigen immer wieder an den Mann zu bringen, und der Höhepunkt dieser Darbietung war eine Rezitation aus Goethes ‹Herrmann und Dorothea›. Der junge Arzt hatte die Stelle mit einiger Mühe aus dem Epos herausgesucht, die der Gießkannenszene ziemlich nahe kam, und las vor:

«Fest betrachtet er sie, es war kein Scheinbild, sie war es selber. Den größeren Krug und einen kleinen am Henkel tragend in jeglicher Hand: So schritt sie geschäftig zum Brunnen. Freundlich begrüßt sogleich das gute Mädchen den Jüngling.»

Damit hätte er es eigentlich bewenden lassen können, aber er fügte dann noch die Episode hinzu, in der sich die gute Dorothea vor dem elterlichen Haus den Fuß leicht verstaucht, genug, um von ihrem Geliebten getragen zu werden:

«Eilig streckte gewandt der sinnige Jüngling den Arm aus, hielt empor die Geliebte, sie sank ihm leis auf die Schulter. Brust war gesenkt an Brust und Wange an Wange, und so fühlt er die herrliche Last, die Wärme des Herzens.»

Ein älterer Assistent, Dr. S., war dazu ausersehen, die transvenöse Schrittmacherimplantation bei Dorothea durchzuführen. Er hatte sich für das Gespräch und die gründliche Untersuchung sehr viel Zeit genommen. Er wußte nicht, warum er dieser Begegnung eine besondere Bedeutung beimaß. Es handelte sich um einen lächerlich kleinen, unkomplizierten Eingriff, eine Routinemaßnahme, nicht der Rede wert. Dr. S. setzte sich bei dem Gespräch neben das Bett von Dorothea. Man hatte ihm auf der Station die Anekdote und das mit dem Make-up erzählt, und als er sie betrachtete, fiel ihm auf, daß sie schön war, und er dachte, man müsse einen alten Menschen länger ansehen, um seine Schönheit zu entdecken. Die alte Dame erzählte Dr. S. auch die Geschichte mit den Gräbern. Sie erschien ihm jetzt ganz anders, als sie von den Kollegen erzählt worden war. Später warf er ihnen vor, daß der Spott gar nicht angebracht sei, aber dann fingen sie mit dem «Fitsein» an. Dorothea hatte doch gesagt, daß sie fit sein müsse, weil sie heiraten wolle. Sie dachten natürlich an die körperliche Liebe, und Garbow sagte zu Dr. S.:

«Stell dir doch vor, daß sie zusammen schlafen, diese alten Menschen.»

Aber da wurde Dr. S. ganz wild und sagte:

«Ihr habt überhaupt nichts begriffen! Was wissen wir denn, wie das ist, wenn man alt ist. Sag' mir doch einer von euch, wie das ist, wenn man jemanden liebt und wenn man über siebzig ist.»

Die alte Dame sprach nicht von Dr. S., sie sprach nur von *ihrem Doktor*. Sie dachte nicht daran, daß diese bevorstehende Operation mit Risiken und Komplikationen verbunden sein könnte, und sie dachte schon gar nicht ans Sterben, obwohl ihr bekannt war, daß es eigentlich bei allen, auch bei den geringfügigen Eingriffen, Komplikationen geben konnte. Ihr Doktor hatte mit ihr auch über diese sehr seltenen Komplikationen gesprochen. Die Sonde, das elektrische Kabel, das den Reiz von der Batterie auf den Herzmuskel überträgt, konnte sich aus der Muskulatur lösen, so daß eine erneute Fixierung derselben notwendig würde.

Die Sonde konnte sich auch durch die Herzwand hindurchbohren, sich entzünden oder gar brechen. Er hatte ihr das alles erzählt, wenngleich mit aller Vorsicht, ohne sie zu erschrecken.

Bevor die Narkose begann, hatte sie ihren Doktor gebeten, aus dem Nachttisch den Zettel mit der Adresse des Freundes zu nehmen und ihn nach gelungener Operation anzurufen.

Er hatte mühelos die Vene unter dem Schlüsselbein freigelegt und angeschlungen, hatte das zarte Gefäß eröffnet und war dabei, die lange Sonde mit der Elektrode in das Herz vorzuschieben. Es war wie immer dunkel im Raum. Der Operateur, der Anästhesist und die Operationsschwester verfolgten im Bildschirm die Elektrode auf dem Weg zum Herzen, sie sahen, wie sie in den rechten Herzvorhof gelangte und nach einigen Manipulationen schließlich in die rechte Herzkammer. In der biegsamen Elektrodensonde befindet sich ein langer Draht, der ihr die nötige Stabilität verleiht, um sie in allen Richtungen dirigieren zu können. Dieser Draht wird am Ende des Eingriffes entfernt. Der Operateur bewegte die Elektrode am Eintritt in die Vene, drehte sie nach links und nach rechts, zog sie zurück und schob sie erneut vor, bis sich die Metallspitze endlich in den Fasern des Herzmuskels an typischer Stelle verankerte. Der Anästhesist prüfte Spannung und Stromstärke, die sogenannte Reizschwelle, die der von der Batterie ausgehende elektrische Impuls überwinden mußte, um die Muskulatur zur Kontraktion zu bringen. Als die Elektrode diese endgültige typische Position erreicht hatte, entfernte der Chirurg den Draht sehr vorsichtig, um durch den Zug die Lage der Elektrode nicht zu verändern.

Er durchtrennte die Haut über der rechten Brust und bildete ein Fach über dem Brustmuskel, in das er die metallene Batterie versenkte.

Die Elektrode zuckte mit jedem Herzschlag in der Herzkammer hin und her, als wäre sie ein lebendiges Wesen.

Dann wurde Licht gemacht. Der Chirurg rief daraufhin den Freund Dorotheas an.

Doktor S. hatte zu Beginn der sechziger Jahre die ersten Schrittmacher implantiert. Er erinnerte sich sehr genau an den allerer-
sten. Er war nach der Operation jeden Morgen zuerst zu seiner
Patientin gegangen, um sich von der einwandfreien Funktion
der Batterie zu überzeugen. Das Herz schlug siebzigmal in der
Minute. Am fünften Tage dann stieß die Spitze der Elektrode
durch den Muskel hindurch. Sie reizte nunmehr nicht mehr den
Herzmuskel, sondern das Zwerchfell, was zur Folge hatte, daß
die Patientin bei jedem Reiz beide Schultern hochzog. Sie wurde
förmlich durchgeschüttelt. Die Elektrode mußte mit aller Vorsicht zurückgezogen werden.

Es gibt Dinge, die man nie vergißt. Er erinnerte sich noch an
die Angstgefühle, mit denen er damals die Elektrode zurückgezogen hatte, weil er eine Blutung durch das so entstandene Loch
in der Herzwand fürchtete. Er war damals noch ein Anfänger.

Als S. am fünften Tage nach der Operation an Dorothea in
die Klinik kam, begrüßte ihn der junge Garbow:

«Geh mal zu deiner Dorothea. Die liebe Dame zuckt immer
mit den Schultern. Ich glaube, die hat das gar nicht gerne.»

Sie saß aufrecht im Bett, die alte Dame, der ganze Oberkörper
zuckte in der Tat siebzigmal in der Minute.

Sie sah ihren Doktor an und hatte sehr große Angst. Sie
brauchte gar nichts zu sagen. Er las es von ihren Augen ab, wie
groß die Angst war. Er erklärte ihr, was geschehen sei, und daß
man möglichst sofort die Elektrode in Narkose zurückziehen
müsse. Sie sah das ein, sie hatte immer noch Vertrauen, aber die
Angst blieb. Sie bat ihn, den Freund anzurufen.

Er rechnete nicht mit Komplikationen. Es war ein durchaus
harmloser kleiner Eingriff, und die Gefahr einer Blutung in den
Herzbeutel war äußerst gering. Dennoch fürchtete er sich.

Selbst auf der Station herrschte eine spürbare Spannung. Man
hatte über sie gespottet, und jetzt lag sie da mit ihrer dislozierten
Elektrode im Operationssaal, und ihr ganzer Körper zuckte. Sie
hatten es ja alle gesehen.

Als die kleine alte Dame bereits in Narkose vor ihm auf dem

Operationstisch lag, da ging es ihm nicht aus dem Kopf, was ihm der Freund Herrmann am Telefon gesagt hatte.

«Sie ist ja letztlich eine kranke Frau.» S. hatte ihm widersprochen. Natürlich sei das Herz nicht gesund, könne aber jetzt bei gesichertem Rhythmus entsprechend behandelt werden.

Wäre es denn denkbar, daß Herrmann sich nun von ihr zurückzog, jetzt, da er glaubte, daß sie eine kranke Frau war?

Dr. S. hatte ihn vor der Operation angerufen.

«Ich werde in Kürze in der Klinik sein», versprach er. Nein, er wolle nicht abwarten, bis die Operation beendet war. Er wolle unbedingt gleich kommen und auf sie warten.

Dr. S. eröffnete die Vene an der Stelle, an der die Sonde eingeführt worden war. Er sah im Monitor die Zuckungen des Zwerchfells und die metallene Spitze der Elektrode. Dann zog er sie sehr, sehr langsam zurück. Als die Spitze wieder mitten in der Herzmuskulatur ihren Platz gefunden hatte, als das Herz wieder im Pacemaker-Rhythmus schlug, da hätte man sagen können, man habe es vorher gewußt, daß es so und nicht anders kommen mußte. Was hätte denn schon passieren können? Aber niemand sagte es.

Frau Dorothea lag noch im Überwachungsraum, als Dr. S. in den kleinen Warteraum trat. Der alte Herr stand am Fenster. S. sah ihn zum ersten Mal so vor sich. Ein großer Mann mit weißen, sehr vollen Haaren, kein Gramm Fett, dachte Dr. S., knochige, kräftige Schultern, deutlich unter dem dünnen Pullover sichtbar. Als er Dr. S. die rechte Hand reichte, wechselte ein weißes Taschentuch in die linke, und S. sah, daß es zusammengelegt, aber völlig zerknüllt war.

Jetzt wird er von der kranken Frau anfangen, dachte S. Vielleicht wollte der Mann keine kranke Frau haben. Aber Herrmann wollte eigentlich nur wissen, was sich bei dem Eingriff ergeben hatte und ob mit weiteren Komplikationen zu rechnen war.

Sie sprachen lange miteinander, und am Schluß kam dann doch die Frage, die er erwartet hatte.

Nein, sie sei eigentlich nicht krank, jetzt, wo die Rhythmusstörung beseitigt sei, sie würde möglicherweise größere Anstrengungen meiden müssen, aber selbst das war noch keineswegs vorauszusagen.

Der Mann lächelte und sagte:

«Wissen Sie, Herr Doktor, ich muß das wissen, schließlich bin ich der einzige, der für sie sorgen kann.»

So war das also.

Am Tage der Entlassung holte Herrmann seine Dorothea ab. Zwei junge Schwestern beobachteten, wie er den Koffer seiner Freundin aus dem Zimmer trug. Der Mann ging langsam den Gang entlang, wo am Ende ein hohes Fenster den Blick freigab auf die Stadt und den Park. Er ging sehr langsam und betrachtete die Bilder, die zu beiden Seiten des Ganges an der Wand hingen, aber die Schwestern wußten nicht, warum er alles so eingehend betrachtete. Herrmann war Architekt. Es störten ihn die grellen Farben, mit denen man die Wände bemalt hatte, und ebenso war das große Poster am Ende des Ganges alles andere als geschmackvoll. Er hätte dezente, warme Farben bevorzugt. Er ging von Bild zu Bild und stellte, fest, daß wenigstens ihre Auswahl gelungen war. Der lange Gang war erfüllt von einem besonderen Krankenhausgeruch, den er bereits bei seinem ersten Besuch bemerkt hatte und der ihm Unbehagen verursachte.

Während der Mann langsam den Gang entlangschritt, verabschiedete sich Dorothea im Arztzimmer von ihrem Doktor.

«Ich glaube, sie haben über mich gelacht», sagte sie.

«Wie kommen Sie darauf?»

«Man spürt das. Nicht Sie meine ich, ich meine die Schwestern und die jungen Ärzte. Aber es ist ja auch wirklich zum Lachen. Zwei alte Menschen ...»

Er wollte ihr widersprechen, aber das ließ sie nicht zu. Sie lachte ihn an.

«Das mit dem Schrittmacher ist ja eine wunderbare Sache, Doktor, aber sehen Sie, es gibt Dinge, die so schön sind, daß man ganz aufgeregt wird, und dann schlägt das Herz schneller. Meines kann nicht schneller schlagen.»

Sie traten auf den Gang hinaus. Am anderen Ende stand der Freund am Fenster, neben ihm der kleine Koffer.

«Wir wissen ja nicht», sagte er, «ob das Herzklopfen nur Ausdruck der Freude ist oder ob es auch Freude erzeugt. Wenn das so wäre, dann müßten sie jetzt in diesem Augenblick mit dem Magneten die Frequenz hochschalten. Ich habe Ihnen doch gestern erklärt, daß man es tun sollte, wenn man Fieber hat oder bei größeren Anstrengungen. Warum nicht auch bei Freude?»

Die Schwestern blickten immer noch aus dem Stationszimmer auf den langen Gang. Die kleine alte Dame ging auf Herrmann zu, aber bevor die beiden sich begrüßten, gingen die Schwestern zurück ins Zimmer. Dann, als Dorothea und Herrmann zusammen mit Doktor S. im Aufzug verschwunden waren, um nach unten zu fahren, da schlug Garbow vor, daß man der Abfahrt eigentlich beiwohnen und ihnen zuwinken müsse, und wenn es nur vom Fenster aus sei, von dem aus man den Parkplatz übersehen konnte.

Die Schwestern und Garbow liefen an das große Fenster neben dem Aufzug, und weil man es so nicht öffnen konnte, lief Schwester Monika noch einmal zurück, um den Vierkantschlüssel zu holen. Gerade als Dorothea und Hermann in den Volkswagen stiegen, haben sie schließlich am weit geöffneten Fenster gestanden und gewinkt. Der alte Herr ließ den Motor an, es krachte. Das hörte man bis hier oben, und Garbow fing wieder mit Goethe an:

«Eilig bestiegen die Liebenden das schöne Gefährt, den Wagen Volkes. Krachend heulten Getriebe und Räder, ehe die herrlichen Rösser, die achtzig PSigen, die silbrige Kutsche bewegten, eilig vorwärts sie brachten zum Heime, dem trauten, wo nun sie Liebe erwartet.»

«Du widerliches Schandmaul», schimpfte Monika.

Der silbrige Volkswagen hielt an der Ausfahrt des Parkplatzes an, die kleine alte Dame und der große alte Herr stiegen noch einmal aus und winkten zurück.

Kapitel 5

Wahrheit und Aufklärung
am Krankenbett

Darf ein Arzt einen Patienten, der an einer unheilbaren Krankheit leidet, über seinen wahren Zustand täuschen? Es gibt Ärzte, die das nicht nur bejahen und auch praktizieren, sondern auch vor einer Lüge nicht zurückschrecken, indem sie dem Kranken eine falsche Diagnose sagen. Der berühmte Chirurg Bier hat 1939 in seinem Buch ‹Die Seele› behauptet, er scheue sich nicht, schwerkranke Patienten zu belügen, auch dann nicht, wenn der Kranke ausdrücklich darum bittet, die Wahrheit zu erfahren.[1] Bier war zu seiner Zeit als Leiter der zweiten chirurgischen Klinik in Berlin eine ärztliche Autorität. Er und viele andere haben in dieser Weise eine ganze Ärztegeneration geprägt. Es geht also um das bewußte Belügen des Kranken, nicht darum, ihm Befunde und Diagnosen vorübergehend vorzuenthalten. Daß in jüngerer Zeit ein Vorgehen, wie es Bier und andere praktiziert haben, angesichts der gesetzlichen Aufklärungspflicht kaum noch möglich ist, sollte von uns begrüßt werden. Jeder bewußten Täuschung liegt die eigene Erfahrung zugrunde, daß der Arzt in den seltensten Fällen abschätzen kann, inwieweit der Kranke die volle Wahrheit ertragen kann. Man will ihn bis zuletzt auf Heilung hoffen lassen. Wenn der Kranke nicht unter unerträglichen Schmerzen leidet und durch den rapiden Verfall seiner Kräfte von sich aus jede Hoffnung aufgegeben hat, glaubt der Getäuschte so lange an Heilung, bis er etwa durch eine Harnvergiftung oder ein Leberkoma sein Bewußtsein verliert.

Jeder Arzt, der seinen Patienten bewußt täuscht oder belügt, läuft Gefahr, unglaubwürdig zu sein. Er setzt Vertrauen aufs Spiel, er verletzt die Persönlichkeitsrechte des Kranken und nimmt ihm jede Möglichkeit, seinem Tod bewußt entgegenzugehen.

Ganz anders zu bewerten ist es, wenn der Arzt seinem Patienten Informationen über spezielle Befunde vorenthält, um ihn zu schonen, in der Absicht, ihm die volle Wahrheit erst zu einem späteren Zeitpunkt und in kleinen Schritten mitzuteilen.

Wahrheit am Krankenbett ist nicht identisch mit Aufklärung und Information über medizinische Befunde, wie Laborwerte, mikroskopische Beschreibungen, detaillierte Erläuterungen eines Röntgenbildes. Wahr wird ein Gespräch, wenn wahrhaftig Vertrauen zwischen Arzt und Patient entsteht.

Der moderne Arzt findet die größte Befriedigung, wenn er die Diagnose einer klar definierbaren Krankheit exakt gestellt hat, und ein ebenso großes Erfolgserlebnis ist für den Chirurgen die gelungene Operation. Aber seine Kompetenz endet vielfach da, wo angesichts des unvermeidlichen Todes die Medizin im Diesseits ihre Grenze erreicht hat. Seine Aufgabe ist erfüllt, und er kann für seinen Kranken allenfalls ein Bett in einem Pflegeheim, nicht aber eine Wohnung im Jenseits reservieren.

Mit der Ratio oder der Philosophie kann der Vorhang, der uns das Jenseits verschließt, nicht gelüftet werden. Selbst die moderne Theologie hat damit ihre Schwierigkeiten. So erfährt der Kranke die Information über den bevorstehenden Tod als Todesurteil.

Die Hilflosigkeit gegenüber dem Tod betrifft den Kranken wie seinen Arzt. Ob Atheist oder Christ, wir alle leben in dieser Welt mit den Erkenntnissen der christlichen Tradition des Abendlandes. Es ist die Erfahrung jedes älteren Arztes, daß spätestens dann, wenn der Tod greifbar nahe ist, die Frage gestellt wird: Was kommt danach?

«Ob und in welcher Weise ist ein Mensch berechtigt, vom anderen die wahrheitsgemäße Rede zu verlangen?» Ob diese Frage, die Dietrich Bonhoeffer[2] gestellt hat, sich auch auf die Medizin übertragen läßt, sei dahingestellt. Aber kann der Kranke von seinem Arzt verlangen, daß er das Todesurteil ausspricht, ohne für ihn den Vorhang zum Jenseits auch nur einen noch so kleinen Spalt öffnen zu können?

Was geschieht, wenn der Arzt – Christ oder Nichtchrist – bekennt, daß er die Fragen nach dem verborgenen Jenseits nicht beantworten kann? Im Augenblick, wo beide, der Arzt und der Kranke, ihre Hilflosigkeit bekennen, befinden sie sich bereits hinter dem Vorhang auf der Suche, jeder nach seinem eigenen Himmel.

Es sind die Ärzte, die sich um die Menschlichkeit bemühen müssen, aber die moderne, naturwissenschaftlich orientierte Medizin kennt keine Behandlungskonzepte, in denen der Mensch selbst mit seinen Ängsten im Mittelpunkt steht. Ihr Aktionsradius umschließt entgegen vielen gegenteiligen Beteuerungen nur die Diagnostik und die Therapie einer Krankheit. Die Möglichkeiten dieser Medizin enden an der Grenze dieses Aktionsfeldes.

Wieviel Wahrheit verträgt ein Mensch? Die Frage bleibt unbeantwortet. Kein Arzt kann voraussehen, wie sein Patient auf die Nachricht reagiert, daß seine unheilbare Krankheit in absehbarer Zeit zum Tode führen wird.

Die Gesetzgebung kann die seelische Belastbarkeit des Patienten nur bedingt berücksichtigen. Grundsätzlich besteht vom Gesetz her eine Aufklärungspflicht vor allen diagnostischen und therapeutischen, insbesondere operativen Eingriffen, was zwangsläufig bei vielen Entscheidungen zu einer sogenannten «Verrechtlichung» der Medizin geführt hat. Im Mittelpunkt steht die Selbstbestimmungsaufklärung: Wieviel muß, wieviel soll der Arzt seinen Patienten über die Krankheit und das Risiko eines Eingriffes mitteilen, damit er selbst entscheiden kann?

Die juristischen Forderungen haben das Verhältnis zwischen Arzt und Patient grundlegend verändert. So haben in den USA im Jahre 1956 88 Prozent aller Ärzte ihren Patienten die Krebsdiagnose verheimlicht.[3] Achtzehn Jahre später waren es nur noch 2 Prozent.[4] Die unterlassene Aufklärung wird juristisch wie ein Behandlungsfehler geahndet.[5] Die Ärzte üben an der juristischen Forderung nach einer lückenlosen Aufklärung um jeden Preis scharfe Kritik, weil sie zu einer Verunsicherung und seelischen Überforderung ihrer Patienten führen kann.

Bei schwer zu begründenden ärztlichen Fehlern liegt die Beweislast nicht mehr wie früher bei den betroffenen Patienten. Heute ist der Arzt immer dann schuldig, wenn ihm eine mangelnde Aufklärung vor einem diagnostischen Eingriff oder einer Operation nachgewiesen werden kann. Es wurden vor fünfzehn Jahren in dieser veränderten Situation Aufklärungsbögen erarbeitet, in denen alle nur erdenklichen Komplikationen aufgeführt werden, sogenannte «Horrorkataloge», gegen die sich nicht nur die Ärzte wehrten, sondern auch namhafte Juristen.[6] Es ist seinerzeit bei Einführung dieser sogenannten Stufenaufklärung eine heftige Diskussion unter den Juristen entbrannt.[7] Einige von ihnen werden in dieser Entscheidungsproblematik zum Helfer der Ärzte, wenn sie sagen: «Der Arzt würde seine Aufgabe verfehlen, wenn er zu seiner Absicherung, zur Wahrung der Selbstbestimmung des Patienten, diesem erbarmungslos alles ins Gesicht sagen würde ... Der Mensch wird in der Rechtsprechung zur Aufklärung viel zu sehr als abstrakt Vernünftiger, nicht als Leidender, als Hilfs- und Zuwendungsbedürftiger gesehen.»[8]

Diese Ungewißheit veranlaßt viele Ärzte, ihre Patienten nicht oder doch nicht in vollem Umfang über eine infauste Prognose aufzuklären. Sie fürchten den seelischen Zusammenbruch, dem sie sich selbst in ihrer ärztlichen Kompetenz nicht gewachsen fühlen. Sie fürchten, daß das Leben des ihnen anvertrauten Patienten in der Katastrophe des Suizids endet. Berichte dieser Art gleichen manchmal Polizeiberichten. Der Tod wurde festgestellt, die Todesursache vermutet. Mehr ist es vielfach nicht. Es sind Berichte von Ärzten oder Polizeibeamten, selten das Zeugnis einer Teilnahme am Leiden des Patienten. Die eigenmächtige Beendigung des Lebens wird als Unglücksfall, als Katastrophe gewertet, nicht aber als die Tat einer freien Willensentscheidung im Angesicht des bevorstehenden Todes. Es sei die Frage erlaubt, ob derjenige, der in einer hoffnungslosen Situation den Freitod wählt, sich mit Sterben und Tod nicht viel tiefer und intensiver auseinandergesetzt hat als sein behandelnder Arzt, der später den Polizeibericht schreibt.

Vor der Zeit der Aufklärung, aber auch noch zu Beginn dieses Jahrhunderts, hat in vielen Fällen Gott dem Leidenden vermittelt, wann er sterben muß, heute tut es vielfach bereits Monate vorher die moderne Diagnostik. Die Situation hat sich grundlegend verändert. Früher lag das Schicksal bis kurz vor dem Ende im dunklen, und dieses Ende wurde nicht über Monate künstlich verlängert. Heute kann der Verlauf einer unheilbaren Erkrankung bereits im Frühstadium vorausgesagt werden. Lebensverlängerung ist Aufgabe der modernen Medizin. In vielen Fällen erheben der Patient und seine Angehörigen den Anspruch darauf.

Warum versagt man dem hoffnungslos Kranken die freie Entscheidung, sein Leben zu beenden, während man jeder Frau heute zugesteht, selbst über das werdende Leben in ihrem Leib zu entscheiden?

Es muß ferner die Frage gestellt werden, ob der Moraltheologe überhaupt beurteilen kann, ob der Selbstmord von Gott verurteilt wird. Ist er jemals an einem Krankenbett mit dem Suizid konfrontiert worden? Er kennt weder die Gebete dessen, der den Tod wählt, noch Gottes Antworten.

Das unnötige Badezimmer

Sie war sechzig Jahre alt, eine Frau, die bis zum Tode ihres Mannes ein großes Haus geführt hatte. Man könnte sie sich als Gutsherrin vorstellen, und wenn es im Krankenhaus üblich gewesen wäre, so hätte man sie mit «gnädige Frau» angeredet.

Ich hatte den Eindruck, daß sie eine Frau war, die keiner Hilfe bedurfte, die über meinen operativen, chirurgischen Auftrag hinausging.

Ich machte keine gewöhnlichen Visiten, nein, ich wurde empfangen. Wenn ich bei meinen täglichen Besuchen eintrat, traf ich sie immer vor dem kleinen Tisch sitzend an. Sie machte eine kleine Handbewegung und bot mir den anderen Stuhl an. Sie schien auf Distanz zu gehen, gab keine Gefühle preis. Das war mein Eindruck, möglicherweise eine Voreingenommenheit.

Sie hatte glattgescheitelte, graue Haare mit vielen weißen Strähnen durchsetzt, die in einem großen, schweren Knoten im Nacken zusammengehalten wurden. Nur am Abend nach der Operation lagen die Haare aufgelöst und ungeordnet um ihren Kopf. Damals sah sie zum ersten Mal hilfsbedürftig aus. Da hatte ich Mitleid mit ihr.

Sie wurde mit Gelbsucht eingeliefert, die Untersuchungen ergaben eine prall mit Steinen gefüllte Gallenblase und mehrere Steine im Hauptgallengang, der wegen der Abflußstörung der Galleflüssigkeit sehr stark erweitert war. Dieser Befund im Gallengang hätte ausgereicht, um die Gelbsucht, den Verschlußikterus, zu erklären. Es bestand jedoch zusätzlich der dringende Verdacht auf einen bösartigen Prozeß der Bauchspeicheldrüse, der ebenfalls, so wie die Steine, den Galleabfluß behinderte. Die Ausdehnung dieses Tumors und die Frage, ob eine radikale Operation überhaupt möglich war, konnte erst während der Operation geklärt werden.

Die Operation

Nach Eröffnung des Bauches war ihr Todesurteil besiegelt. Im rechten wie im linken Leberlappen fanden sich mehrere Metastasen, so daß die radikale Entfernung des relativ kleinen Tumors im Bereich der Bauchspeicheldrüse nicht in Frage kam.

Ich ließ die Assistenten die Krebsmetastasen auf der Leberoberfläche tasten, weil ich wollte, daß sie ein Gefühl für derartige Befunde bekamen. Ihre Finger glitten über die glatte Oberfläche der Leber. Unschwer konnten sie die derben Knoten darin tasten.

Danach zogen sie mit einem Haken den Rippenbogen nach oben. Wir bekamen einen der Knoten zu Gesicht, und ich nahm mit dem Skalpell eine kleine Gewebeprobe, die zur mikroskopischen Untersuchung eingesandt wurde. Ebenso entnahm ich ein Gewebsstück aus dem tumorösen Bereich des Bauchspeicheldrüsenkopfes. Diese Probe entstammte nur den oberflächlichen Schichten des Organs. Hätte ich tiefer hineingeschnitten, hätte die Gefahr bestanden, daß ich einen kleineren Gang der Drüse verletzte und eine Fistelbildung provozierte. Sollte sich herausstellen, daß ich bei diesem Vorgehen nicht bis in den eigentlichen Tumorbereich vorgedrungen war, so änderte das an der Diagnose nichts. Die Metastasen waren der Beweis, daß es sich um eine bösartige Geschwulst handelte, welche nicht radikal operiert werden konnte.

«Was werden Sie ihr sagen?» wollte der ältere Assistent noch während der Operation wissen.

«Dieser Frau können Sie nichts verheimlichen. Sie wird eine klare Auskunft verlangen», erwiderte ich.

«Aber Sie können ihr die vielen Steine zeigen und sie damit beruhigen, daß ebendiese Gallensteine die Gelbsucht verursacht haben.»

«Sie meinen, man könne sie täuschen?»

«Warum wollen Sie das nicht?»

Ich beantwortete diese Frage nicht. Wir schwiegen. Ich entfernte die steingefüllte Gallenblase, eröffnete den Gallengang und extrahierte vier kirschkerngroße Steine, durchtrennte den wegen der Gallestauung stark erweiterten Gang und verband ihn mit einer vierzig Zentimeter langen Darmschlinge.

Der Galleabfluß war wiederhergestellt, die Gelbsucht würde innerhalb zweier Wochen verschwinden, und die Patientin würde sich zusehends erholen. Es konnte eventuell monatelang dauern, bis der Tumor in der Bauchspeicheldrüse und die Metastasen zum körperlichen Zusammenbruch führten. Warum sollte man ihr nicht wenigstens vorläufig den wahren Charakter der Krankheit vorenthalten, um ihr eine – wenn auch sehr begrenzte – Frist der Hoffnung zu gewähren?

Wir nähten den Bauch zu, und ich sprach:

«Eine gewisse Zeit lang wird man es ihr vielleicht verheimlichen können.» Mehr sagte ich nicht.

Am Abend desselben Tages

Sie lag in einer Einzelbox ganz am Ende der Intensivstation, und weil ich bei der schwachen Notbeleuchtung ihr Gesicht nur undeutlich sah, beugte ich mich über sie. Die grauen Haare lagen nun aufgelöst auf dem Kissen. Ich suchte in ihrem Nachttisch den Plastikbeutel mit den Gallensteinen.

Sie war noch geschwächt, aber sie wußte, wovon sie sprach:

«Sagen Sie mir die Wahrheit?»

Ich habe ihr den Beutel mit den Steinen vor das Gesicht gehalten.

«Diese Steine haben sich vor die Mündung des Gallenganges gelegt. Wir haben sie entfernt und einen neuen Abfluß geschaffen. Sie werden innerhalb von zwei Wochen entfärbt sein und sich erholen.»

Offenbar akzeptierte sie diese Deutung. Wie hätte sie denn Verdacht schöpfen können? Sie sah mich dennoch sehr nachdenklich an.

Die erste Woche nach der Operation

Bei den täglichen Visiten in der ersten Woche habe ich vermieden, mit ihr lange Gespräche zu führen. Alles, was wir miteinander besprochen haben, bewegte sich an der Oberfläche. Es ging um Belanglosigkeiten, um Fragen nach Appetit, dem täglichen Stuhlgang und nach der langsam fortschreitenden Kräftigung ihres Körpers. Die Modalitäten der Diät und der ersten Versuche aufzustehen wurden besprochen, freundlich und sachlich mit einer deutlichen Distanz. Sie erzählte mir später, daß sie es ebenso empfunden habe wie ich und daß sie eigentlich mehr erwartet hätte.

Ich war mir dessen bewußt, daß ich mich vor ihren Fragen nach dem Ausgang der Erkrankung fürchtete. Ich wollte das Wagnis nicht eingehen, die Wahrheit zu sagen. Allerdings habe ich damit gerechnet, daß die Bemerkung des einweisenden Internisten, es könne sich auch um eine Erkrankung der Bauchspeicheldrüse handeln, ihren Argwohn schon von Anfang an geweckt hatte.

Am achten Tage nach der Operation

Bei der Visite fragte sie mich:

«Sagen Sie, ist ein Teil meiner Verdauungsbeschwerden auf die Bauchspeicheldrüse zurückzuführen?»

«Wir haben eine Probe aus der Bauchspeicheldrüse entnommen. Wir warten auf den Befund.»

Wiederum hat sie mich sehr nachdenklich angesehen. Aber sie stellte keine weiteren Fragen.

Ich rief den Pathologen an, der mir am Tage zuvor den Befund geschickt hatte. In der Tat handelte es sich bei der oberflächlich entnommenen Probe aus der Drüse lediglich um entzündliches Gewebe. Ich hatte ja bewußt flach exzidiert.

Ich bat den Kollegen in der Pathologie, den Befund der Lebermetastasen und den des entzündlichen Gewebes in zwei getrennten Berichten auszustellen. Ich wollte ihr nur den Befund der entzündlich veränderten Bauchspeicheldrüse zeigen. Danach hatte sie gefragt. Ich könne die Patientin im Augenblick noch nicht voll über ihre Erkrankung aufklären, habe ich ihm gesagt. Sie würde es jetzt noch nicht verkraften, aber ich wußte, daß es anders war. Wenn es jemand verkraften konnte, dann war es eine Frau von ihrem Format.

«Bis wann brauchen Sie die Befunde?» fragte der Pathologe.

«Wenn Sie es sofort erledigen könnten? Ich lasse es bei Ihnen abholen.»

Am Nachmittag

Sie saß an dem kleinen, runden Tisch gegenüber dem Bett, hatte einen geschmackvollen Morgenrock an und las in einem Buch, als ich eintrat. Die vollen Haare waren wiederum in einem Knoten zusammengehalten. Sie hatte sich in den ersten acht Tagen deutlich erholt. Die Gelbsucht war bis auf einen leichten Schimmer in den Augen verschwunden.

Ich hatte mich auf dieses Gespräch vorbereitet.

«Ich habe Ihnen den mikroskopischen Befund der Bauchspeicheldrüse mitgebracht.»

Um Zeit zu gewinnen, suchte ich in den Krankenpapieren. Ich gab ihr lediglich den Bericht über die mikroskopische Untersuchung der Pankreasexzision, in dem von einer Entzündung, nicht aber von einer bösartigen Erkrankung die Rede war.

Sie las sehr aufmerksam.

«Und was bedeutet diese Entzündung?» fragte sie.

«Sie werden noch längere Zeit Beschwerden von seiten der Bauchspeicheldrüse haben. Mit Enzympräparaten werden wir das sicher bessern können.» Ich habe nicht «heilen» gesagt, ich habe gesagt «bessern». Ich hatte also nicht die Unwahrheit gesagt. Ich brauchte für mich selbst eine Entschuldigung.

Zwei Tage später

Die Morgenvisite brachte die Wende in unserer Beziehung.

«Ich möchte noch einmal mit Ihnen sprechen», sagte sie.

Ich war verwirrt, spürte ihren Widerstand. Wie ein Angriff

war das. Sie glaubte mir nicht. Damit hatte ich nicht gerechnet, und ich wies auf mein sehr langes Operationsprogramm hin und daß ich somit im Augenblick wirklich keine Zeit hätte.

«Dann muß es heute abend sein. Bitte versprechen Sie es mir.»

«Ja, ich verspreche es.»

Ich operierte über sechs Stunden. Das Gespräch stand mir noch bevor. Ich wußte nicht, wie ich es hinter mich bringen sollte. Ich würde mit ihr über Sterben reden müssen und wußte nicht, wie ich es tun sollte. Ich sah an meinem Schreibtisch die Post durch und erledigte Arbeiten auf den Stationen und in der Ambulanz, die auch später hätten getan werden können. Ich wollte einfach Zeit gewinnen.

Dann stand ich vor der Tür ihres Zimmers auf dem Gang. Ich bat die Stationsschwester, mich nach zehn Minuten unter irgendeinem Vorwand herauszuholen. Ich zögerte einen Augenblick lang einzutreten. Ich hatte doch keinen Plan für dieses Gespräch und nicht die geringste Vorstellung, wie ich es bewältigen würde, ich wußte nur, daß ich ihr nicht mehr ausweichen konnte.

«Es sind nicht nur die Steine», sagte sie.

Ich nickte. Ich sah sie zuerst an, dann aber blickte ich zum Fenster. Ich hatte genickt, und jetzt wußte sie es.

«Nein, es sind nicht nur die Steine», wiederholte ich.

Sie hätte es längst geahnt, sie hätte immer in mein Gesicht gesehen und gespürt, daß ich ihr nicht die Wahrheit gesagt hätte. So gut hätte sie mich doch mittlerweile gekannt, daß sie es in meinem Gesicht ablesen konnte.

Ich erklärte alles, entschuldigte mein Täuschungsmanöver. Sie legte ihre Hand auf die meine.

«Ich wußte es.»

«Was wußten Sie?»

«Daß es sehr schwer für Sie ist.»

«Ich habe es nicht gewagt. Es ist ein Wagnis, es jemandem zu sagen und zu wissen, daß man ihn nicht begleiten kann.»

Dann haben wir über das gesprochen, was nach dem Tode

kommt. Ich habe ihr gesagt, daß ich es nicht wüßte, wer wisse es schon, aber ich ahnte es. Sie auch, versicherte sie mir.

Die von mir vorher instruierte Schwester trat ein.

«Sie sollen in die Ambulanz kommen», teilte sie mir wie abgemacht mit.

Ich winkte ab.

Ohne mein Zutun, ja fast ohne meinen Willen kamen mir die Worte, aber ich wußte nicht, woher. Ich erschrak über diese Feststellung.

Wir redeten über den Tod, über ihr Leben, auch über mein Leben.

«Wissen Sie, Doktor, Sie sollten nicht so traurig sein», tröstete sie mich. «Mit meinen erwachsenen Söhnen konnte ich nicht übers Sterben sprechen. Mit Ihnen kann ich es jetzt. Übrigens, eigentlich müßte ich mit Ihnen schimpfen. Weil sie mich so getäuscht haben, habe ich damit gerechnet, in zwei Wochen zu Hause zu sein.»

«Das werden Sie auch.»

«Ja, aber ich habe mein ganzes Badezimmer umbauen lassen, weil ich doch dachte, daß ich noch sehr lange leben würde.»

Zwei Wochen später
Sie wurde nach Hause entlassen. Wir führten keine langen Gespräche mehr. Auch das war eine neue Erkenntnis: Es sind keine langen Gespräche notwendig, wenn man sich zu erkennen gegeben hat. Es genügen einige wenige Worte oder Berührungen bei den Visiten.

Das wiederkehrende Bild

Alle Frauen, bei denen eine Brust entfernt wird, wissen spätestens dann, wenn sie aus der Narkose erwachen, daß sie amputiert worden sind und daß es ein Krebs war. Der große Verband und der Tastbefund verrät es ihnen.

Eine dreißigjährige Frau, die einen verdächtigen Knoten in der Brust hatte, kam auf die Station. Aufgrund des Tastbefundes und der Röntgendarstellung bestand der dringende Verdacht, daß es sich um einen Brustkrebs handelte. Die junge Frau war eine selbständige Architektin. Sie mußte operiert werden.

Sie war aus dem Operationssaal zurück in das Krankenzimmer gebracht worden. Der Operateur hatte noch nicht mit ihr sprechen können, weil die Narkose noch nachwirkte. Jetzt aber war sie auf einmal hellwach. Sie legte ihre Hand auf den Mullverband, und im selben Augenblick wußte sie, daß die linke Brust amputiert worden war. Obwohl die große, quer über den Brustkorb verlaufende Wunde von diesem Verband bedeckt war, konnte sie sich genau vorstellen, wie verstümmelt sie ohne ihre Brust aussehen würde.

Sie war allein im Zimmer, lag auf dem Rücken und drehte langsam den Kopf zum Fenster. Da sah sie weiße Wolken und einen blaßblauen, sehr hellen Mittagshimmel. Sie wußte, daß es draußen sommerlich warm war, aber in dem weiß gestrichenen Krankenzimmer war es kühl. Sie war ausgeschlossen von allem, was sie wahrnahm.

Zwei Stunden nach der Operation besuchte sie der Chirurg. Sie war ganz wach.

«Es war ein Krebs.» Das sagte sie so, als brauche sie von ihm keine Antwort. Sie fragte nicht, sie stellte es fest.

«Ja», bestätigte er. «Wir haben alles weit im Gesunden entfernt. Es wird alles gut werden.» Sie sagte nur «Ja.» Es fiel ihr nichts anderes ein als nur dieses Ja. Dann sah sie ihn kurz an und nickte und unterdrückte das Weinen.

Er hatte den Raum verlassen, aber bevor er die Tür hinter sich schloß, sah er noch einmal zurück. Sie hatte sich die Decke über den Kopf gezogen.

Sie wollte laut schreien, aber sie hielt nur die Luft an, und später weinte sie unter der Decke. Sie lag ja allein im Zimmer.

Drei Tage nach der Operation machte der Operateur den ersten Verbandswechsel. Er stand mit einer jungen Schwester auf dem Gang vor dem Krankenzimmer.

«Ich werde die Frau jetzt verbinden, und sie wird zum ersten Mal ihren verstümmelten Körper sehen.»

Die Schwester nickte und wollte die Tür öffnen, um den Verbandwagen hineinzufahren, aber er hielt sie zurück.

«Es ist das erste Mal», sagte er, «und wir sollten ihr diesen Blick auf die Amputationsstelle, wenn es irgend möglich ist, ersparen.»

«Aber irgendwann einmal wird sie es ja doch zum ersten Mal sehen», sagte sie.

«Natürlich wird sie es sehen, und irgendwie muß sie damit leben. Aber heute, nach drei Tagen, ist alles noch zu frisch. Es ist für eine Frau eine der schlimmsten Operationen.»

Er zeigte, wie sie es machen mußte.

«Stellen Sie sich neben die Patientin, so daß sie nur Ihren Rücken sieht, und wenn wir den Verband wechseln, geben Sie mir mit der linken Hand vom Verbandwagen die Mullplatten herüber.»

Er hatte ihr noch sagen wollen, daß diese junge Frau eine schöne Brust hatte, aber er sagte es dann doch nicht.

Tage später, als der Wundschmerz nachgelassen hatte und nur noch eine dünne Mullplatte die Wunde bedeckte, konnte sie das darunterliegende Gewebe und die Rippenknochen tasten, und wenn sie dann ihre Finger mit leichtem Druck vom Schlüsselbein aus nach unten führte, fühlten sich die Rippen und die Zwischenräume wie ein Waschbrett an.

Am fünften Tage nach der Operation kam sie in das Zimmer des Chirurgen. Er hatte ihr gesagt, daß er den mikroskopischen Befund aus der Pathologie erhalten hätte. Sie hatte in den Visiten mehrfach nach diesem Befund gefragt und wußte, was dieser Befund bedeutete.

Es seien alle Lymphknoten in der Achselhöhle entfernt worden, sagte er. Radikaler könne man nicht operieren.

Sie sah ihn dabei an und dachte, wenn er mich auch ansieht, dann werde ich ganz bestimmt merken, ob er die Wahrheit sagt.

Er las ihr den Bericht vor:

«... In diesem eingesandten Material sind keine Lymphknotenmetastasen nachweisbar.»

Sie vertraute ihm. Sie hatte ihm vom ersten Tage an vertraut, als sie in seine Sprechstunde gekommen war.

Was er ihr vermittelt hatte, war die Wahrheit. Was er ihr ganz bewußt verschwieg, war der Befund zweier Knoten, die er während der Operation mikroskopisch hatte untersuchen lassen. Dabei fand man in einem Lymphknoten in unmittelbarer Nähe der Brustdrüse Metastasen. Noch bedenklicher war der Karzinombefund eines hoch in der Spitze der Achselhöhle gelegenen Knotens, weil dadurch die Voraussage wesentlich verschlechtert wurde. Von hier aus konnte der Prozeß sich weiter in die höheren Regionen oberhalb des Schlüsselbeines fortsetzen, und da es sehr fraglich, wenn auch nicht ausgeschlossen war, daß der Chirurg alles radikal entfernt hatte, so bestand doch die Gefahr, daß bereits weiter entferntere Metastasen vorhanden waren.

Als sie das Zimmer verlassen hatte, blieb er einige Minuten still an seinem Schreibtisch sitzen und versuchte, ihre Gefühle zu ergründen. Er wollte die Bilder erkennen, die diese schöne, junge Frau jetzt und in der Zukunft vermutlich heimsuchten. Je tiefer er sich hineindachte in ihre Situation, um so eher konnte er ihr helfen, mit dem, was kommen würde, fertig zu werden.

Wie streichelt ein Mann eine Frau, die nur eine Brust hat, streichelt er auch die große Narbe? Wäre das nicht ein Ausdruck von Mitleid? Aber wenn man nur die eine Brust zärtlich berührte, so wäre es auch nichts anderes als ein Täuschungsversuch. Oder könnte die wirkliche Liebe zu einer Frau das alles belanglos werden lassen? Er hätte sie fragen können, ob sie mit einem Mann befreundet sei, aber er hielt es nicht für angebracht. Vielleicht später einmal.

Je länger er alle seine Sinne auf diese Bilder konzentrierte, um so näher kam er der Wirklichkeit.

Sie kam in halbjährlichen Abständen zur Kontrolluntersuchung. Die der gesunden Brust angepaßte Schaumgummiprothese ließ äußerlich nicht den geringsten Verdacht auf eine Brustamputation zu.

Wäre diese junge Frau nicht so schön gewesen, er hätte zweifellos nur Mitleid mit ihr empfunden, aber die Schönheit war es, die ihm die Verunstaltung durch den Verlust der Brust noch eindringlicher bewußtmachte.

Obwohl sich keine Hinweise auf eine Metastasierung im Bereich der Lungen oder anderer Organe ergaben, glaubte der Chirurg, daß seiner Patientin nur wenige Monate oder Jahre als befristete Zeit geschenkt waren.

Bei einer dieser Nachuntersuchungen beschrieb sie in wenigen Zügen ihre kleine Wohnung im obersten Stock eines Hauses, das in dem angenehmsten Bezirk der Stadt gelegen war. Von einem breiten Balkon aus habe man einen weiten Blick über die Stadt.

Immer dann, wenn er in den folgenden Monaten und Jahren mit der Patientin in Berührung kam, erschien das Bild dieser kleinen Wohnung. Es war merkwürdig, daß er sich von dieser Wohnung, die er nie gesehen hatte, eine feste Vorstellung machte und sogar Einzelheiten in seiner Phantasie erschienen, zum Beispiel ein weit geöffnetes Fenster mit Blick auf die Türme der Stadt und auf die dahinter gelegene Hügellandschaft.

Auch als sie nach Wochen zur zweiten Nachuntersuchung kam, sprach er nicht über ihre Beziehung zu Männern. Wenn sie von jemandem geliebt wurde, so mußte sich durch die Entfernung der Brust etwas in dem Verhältnis geändert haben. Vielleicht liebte er sie nun zeitweise mit noch größerer Leidenschaft, aber wenn es vorüber war, wenn sie leise Worte wechselten, dann waren das andere Worte als früher. Vielleicht war es eine Leidenschaft, in die sich der Mann hineinsteigerte, um ihr zu beweisen, daß die Verstümmelung ihn nicht berührte. Wiederum tauchten in ihm die Bilder auf, wie immer, wenn er seiner Patientin begegnete. Auch ein Mann erschien in einem der Bilder. Er sah ihn das Zimmer betreten und sie im Halbdunkel am geöffneten Fenster stehen.

Er kannte ihren Körper. Er hatte ihn ja bereits vor der Amputation gesehen, er hatte als Operateur die Hülle durchtrennt, die Amputation vorgenommen, war mit seinen Händen bis tief in die Achselhöhle vorgedrungen, er hatte dort jenen verdächtigen Knoten getastet, er hatte mit größter Sorgfalt das gesamte Fettgewebe mitsamt den Lymphknoten entfernt, bis die großen Blutgefäße und der Nervenplexus freilagen. Er hatte Teile der Muskulatur um diese Gefäße und Nerven wie ein weiches Polster umgeschlagen, um eine Schwellung des Armes zu verhindern, und in der Tat waren bisher keinerlei Schwellungen aufgetreten.

Drei Jahre nach der Amputation kam sie in großer Sorge zu ihm. Im Bereich der Narbe hatte sie ein erbsengroßes, sehr derbes Knötchen festgestellt.

Sie lag vor ihm auf dem Untersuchungsbett, den nackten Oberkörper leicht zur gesunden, rechten Seite geneigt. Auch ihr Gesicht war zur Seite gewandt. Beide Hände legte sie über ihre gesunde Brust; wie eine Schutzgebärde schien ihm das. Er tastete das Gewebe um die Narbe ab, seine Finger glitten über das derbe Knötchen und weiter bis in die Achselhöhle, ohne dort etwas

Auffälliges festzustellen. Er blickte dabei auf ihre sehr gepflegten Hände, er sah den dezent aufgetragenen Nagellack, und er roch den Duft ihrer Haare. Sie hatte große Angst. Er erkannte diese Angst in ihrem Gesicht.

Eigentlich hätte man sich die Exzision des harten Knötchens und die mikroskopische Untersuchung ersparen können. Der Tastbefund dieses nicht auf der Unterlage verschieblichen Knötchens ließ keinen Zweifel daran, daß es sich um eine Metastase handelte. Ob auch sie wußte, daß ihr Schicksal nunmehr besiegelt war? Sie ließ sich jedenfalls von ihm beruhigen, daß es manchmal kleinste versprengte Tumorteile gäbe, die in einiger Entfernung vom Hauptgeschehen bei der großen Radikaloperation nicht mit erfaßt würden. Das war eine Täuschung, aber er war sich dessen bewußt, daß sie unter Umständen Jahre mit einem Todesurteil hätte leben müssen. Es hatte den Anschein, daß dieser Tumor sehr, sehr langsam wuchs.

Er mußte ihr eine Chemotherapie empfehlen und machte sie darauf aufmerksam, daß sie vorübergehend einen großen Teil ihrer schönen Haare verlieren würde. Sie willigte ein, und da die Chemotherapie stationär erfolgte, hatte er Zeit, sich ganz auf sie einzustellen.

Es schien ihm jetzt endlich der Zeitpunkt zu kommen, sie zu fragen, ob sie mit einem Mann liiert sei.

«Ja, es gibt einen Mann», bestätigte sie. Er hatte jetzt das Gefühl, daß sie schon lange auf diese Frage gewartet hatte.

«Leben Sie mit ihm zusammen?»

«Nein. Er wollte mich nach meiner Operation heiraten.»

«Und Sie wollten nicht.»

«Nein. Er liebt mich, aber er liebt mich anders als damals, als ich noch eine wohlgestaltete Frau gewesen bin. Er hat Mitleid mit mir, und darum liebt er mich anders.»

Alle seine Vermutungen und Vorstellungen schienen bestätigt. Nach einer langen Pause antwortete er schließlich:

«Ich glaube, es ist gut so, daß Sie warten.»

Es war in der Tat so, wie es der Chirurg damals in den ersten Tagen nach dem Eingriff vermutet hatte. Es handelte sich um einen Tumor, der erst nach Jahren zu einer ausgedehnten Metastasierung und zum Zusammenbruch führt. Seit ihrer Operation wurde sie von Erinnerungen heimgesucht, von Bildern, die aus der Vergangenheit auftauchten. Alles das sprach dafür, daß sie ahnte, daß ihr Leben sehr begrenzt war.

Das Bild, das sie jetzt beschrieb, hatte eine merkwürdige Ähnlichkeit mit seinen eigenen Vorstellungen.

«Es ist immer dasselbe Bild, das ich vor mir sehe», sagte sie. «Mein nächtliches Zimmer. Ich stehe am geöffneten Fenster. Das von draußen schwach einfallende Licht erreicht nur den vorderen Teil des Zimmers. Kaum erkennbar steht ein Mann im Dunkel. Er geht fort. Immer, wenn ich das Bild sehe, geht er fort, und wenn er die Tür öffnet, weht ein Windstoß die Gardine ins Zimmer und berührt meinen Körper. Es ist ein Bild, das sich mir immer wieder aufdrängt. Der Mann, der da weggeht, ist mein Freund.»

Nach der Exzision des Knötchens kam die Frau erst nach einem weiteren Jahr in die Sprechstunde.

Wiederum sprach nichts in ihrem Äußeren für das Fortschreiten des Tumorleidens. Selbst die Fülle ihrer Haare hatte sich wieder eingestellt. Dennoch spürte er im Augenblick, als sie sein Zimmer betrat, daß sich etwas Entscheidendes ereignet haben mußte.

Wie damals, als sie den Knoten in der Narbe festgestellt hatte, war sie auch jetzt in großer Angst, aber sie war nicht hilflos wie in den Jahren zuvor. Sie hatte offenbar Entschlüsse gefaßt, die ihrer Situation angemessen waren. So jedenfalls erschien es ihm.

Über dem Schlüsselbein war ein kirschgroßer, derber Tumor tastbar. Das Endstadium hatte begonnen. Sie konnte durchaus noch zwei Jahre leben, aber dann würde sie vermutlich unter großen Qualen sterben müssen. Der Chirurg sah diesen Verlauf vor sich. Lungenmetastasen würden auftreten und zur Atemnot führen. Es war zu erwarten, daß der Tumor sich oberhalb des Schlüsselbeins in die Halsregion und in den Oberarm ausbreiten würde. Schließlich würde der Tumor auch in die untere Gesichtshälfte einwachsen.

Sie saß aufrecht auf dem Untersuchungsbett und knöpfte sich die Bluse wieder zu.

«Jetzt werde ich sterben müssen», eröffnete sie das Gespräch.

Er dachte in diesem Augenblick, daß er nicht sofort antworten müsse. Es gab noch einen kleinen Aufschub, bevor er die Wahrheit sagen mußte. Darum erwiderte er:

«Wir müssen das mikroskopische Ergebnis abwarten.»

«Es ist wieder dasselbe wie bei der letzten Untersuchung», antwortete sie. «Ich weiß, daß es dasselbe sein wird – eine Metastase –, und Sie haben wieder Mitleid mit mir und wollen es mir nicht sagen.»

Es gab eine lange, quälende Pause.

«Sie hatten mir nicht die volle Wahrheit gesagt, und ich hatte immer so viel Vertrauen zu Ihnen.»

«Ich habe Ihnen die Wahrheit gesagt», verteidigte er sich.

«Sie haben mir verheimlicht, daß da hoch oben in der Achselhöhle ein Lymphknoten war, von Krebs durchsetzt.»

«Woher wissen Sie das?»

«Ich habe durch Zufall Ihren Brief in die Hände bekommen, den Sie damals nach der ersten großen Operation meinem Hausarzt geschrieben haben. Bei meinem letzten Besuch dort lag der Brief offen auf seinem Schreibtisch, als er für Minuten den Raum verließ.»

«Was haben Sie gelesen?»

«Sie haben geschrieben, daß dieser Lymphknoten, dieser apikale Knoten, der ganz oben in der Achselhöhle saß, die Prognose ganz wesentlich verschlechtere, und sie haben noch etwas geschrieben.»

«Was noch?»

«Wissen Sie es nicht mehr?»

«Ich kann es mir denken, aber ich weiß es nicht mehr genau. Es ist drei Jahre her.»

«Sie haben geschrieben, daß Sie mich schonen wollten. Es sei ja keineswegs hoffnungslos, dennoch sehr viel ernster und bedrohlicher, als Sie es mir gegenüber dargestellt hätten.»

Sie saßen nebeneinander in der kleinen Sofaecke. Es wäre wohl besser gewesen, sie hätten sich am Schreibtisch gegenüber gesessen. Der Abstand wäre größer gewesen.

«Sie sagen nichts», bemerkte sie.

«Ich glaube Ihnen nicht, daß Sie kein Vertrauen mehr zu mir haben. Das alles habe ich doch geschrieben, weil ich mehr von Ihnen wußte, als ich sagen konnte, und ich weiß, daß Sie nicht jahrelang im Bewußtsein des nahen Todes leben können. Man kann nicht jahrelang in dieser Angst leben.»

«Ich hatte immer Angst, bei jedem kleinen Infekt, bei jeder Unpäßlichkeit habe ich Angst gehabt.»

«Aber wenn es vorüber war, dann hatten Sie immer wieder Hoffnung.»

«Ja.»

Er dachte im stillen: Immer, wenn sie Angst haben, dann ahnen sie, daß sie sterben werden. Es ist immer dasselbe. Auch das Bild, das sie da immer sieht, ist eine Vorahnung, dieses dunkle Zimmer mit den Gardinen und dem Mann, der auf sie zukommt.

Es war gegen acht Uhr abends. Der Chirurg saß in seinem Zimmer und wußte, daß er sein Versprechen einlösen mußte. Er hatte versprochen, sie anzurufen, sobald das Ergebnis der mikroskopischen Untersuchung vorlag, aber er befand sich in einem Zwiespalt, denn Informationen wie diese sollte man nicht telefonisch übermitteln, niemals sollte man das tun. Er wußte es aus Erfahrung.

In diesem Augenblick klingelte das Telefon.

Ihre Stimme klang sehr klar und deutlich, nicht etwa belegt. Er hörte keine Angst in dieser Stimme.

«Haben Sie das Ergebnis schon erhalten?» fragte sie ihn.

Er zögerte kurz.

«Also ja?» drängte sie.

«Ja, ich habe es erhalten.»

«Und es ist eine Metastase.» Sie fragte nicht, sie stellte es fest.

«Sie müssen es mir sagen. Jetzt müssen Sie es tun. Ich bitte sie darum.»

Also blieb ihm keine andere Möglichkeit.

«Ja, es ist eine Metastase, aber wir sollten es nicht am Telefon besprechen.»

Diesmal war sie es, die nichts sagte. Er hörte sie am Telefon atmen.

«Ich danke Ihnen, ich danke Ihnen für alles.» Sie hatte den Hörer aufgelegt.

Fünf Minuten später war der Chirurg in der Intensivabteilung, hatte einen Notfallkoffer von der Schwester erbeten, gab ihr einen Zettel mit der Straße und Hausnummer der Patientin, bat darum, daß sich der diensthabende Anästhesist bereithalten solle, und erkundete auf dem Stadtplan den Weg zur Wohnung der Patientin.

Der Pförtner berichtete später, daß der Chirurg wie ein Verrückter zu seinem Auto gerannt sei.

Er raste über zwei Kreuzungen bei Rot. Er lief die Treppen ihres Hauses bis in den vierten Stock hoch, klingelte, schlug mit den Fäusten gegen die Tür. Keine Reaktion.

Nun erinnerte er sich, daß sie ihm einmal von einem breiten Balkon berichtet hatte, der vom obersten Stock aus zugänglich sei und unter dem Dach um die ganze Hausfront verlaufe und von dem aus man den Blick über die ganze Stadt habe.

Er fand den Zugang zu dem terrassenartigen Vorbau und gelangte bis vor ein halb geöffnetes Fenster. Er schlug den Vorhang zurück, der ihm den Blick in das Zimmer verwehrte.

Sie lag angezogen auf dem Bett, über den Rand hing schlaff der linke Arm.

Er kletterte durch das Fenster. Auf dem Nachttisch lag eine

leere Tablettenhülle und auf einem Zettel eine Telefonnummer, der er keine Beachtung schenken konnte. Sie atmete sehr langsam und schwach.

Er hetzte in die Küche und füllte ein Gefäß mit Wasser. Er hielt ihren Kopf in seinem rechten Arm, führte mit der freien Hand den Magenschlauch ein und spülte über einen Trichter. Die Prozedur dauerte nicht länger als eine Minute.

Jetzt holte sie jeweils nach längeren Pausen tief Luft. Dabei hob sich der Brustkorb. Unter halb geschlossenen Lidern starrten die fremden Augen. Sie zeigten den nahenden Tod an. Der Kopf fiel schlaff zur Seite, als er ihn losließ. Er riß das Intubationsbesteck aus dem Koffer, hielt in der linken Hand bereits den Leuchtspatel, die Finger der rechten Hand drangen zwischen ihren Lippen und den Zahnreihen in den Mund. In drei Sekunden hatte er die Stimmritze dargestellt. Jetzt hätte er mühelos die Luftröhre intubieren und mit der künstlichen Beatmung beginnen können. Er konnte sie jetzt zurückholen, bevor das Herz stillstand.

Aber er tat es nicht.

Er war im Begriff, ihr Gewalt anzutun. Sie wollte nicht mehr leben. Sie wußte von dem langsamen, qualvollen Sterben, das ihr bevorstand.

Ihr Brustkorb hob und senkte sich noch. Sie selbst existierte noch in diesem Raum, aber sie entfernte sich.

Er hatte sie nicht zurückgeholt.

Er legte den Leuchtspatel aus der Hand, zog Zeigefinger und Mittelfinger zurück, langsam, als ob er noch unschlüssig wäre, spürte die Zunge und die Zähne, die keinen Druck ausübten, weil die Muskeln des Kiefers schon erschlafft waren.

Er spürte die Lippen an seinen Fingern, und dann blieb der Mund halb geöffnet.

So kniete er vor dem Bett und verharrte in dieser Stellung, bis der letzte, ganz tiefe Atemzug, das letzte stöhnende Ausatmen vollbracht war.

Er ließ den Eimer mit dem Mageninhalt neben dem Bett stehen und legte alle Teile des Intubationsbesteckes unordentlich auf die Bettdecke. Jeder konnte erkennen, daß er alles versucht und daß er sie auch beatmet hatte. Er rief die Klinik an und bat den diensthabenden Oberarzt zu kommen. Er wollte einen Zeugen.

Dann wählte er die Telefonnummer, die er auf dem Nachttisch gefunden hatte. Es meldete sich eine Männerstimme. Es war der Mann, von dem sie ihm erzählt hatte. Er wollte sofort kommen. Der Chirurg wartete auf ihn. Er stand am geöffneten Fenster. Das Zimmer, das er immer schon zu sehen glaubte, wurde vom Fenster her von einem sehr hellen Nachthimmel schwach beleuchtet.

Als der Mann die Tür öffnete, bewegte sich die Gardine und berührte das Gesicht des Chirurgen.

Unter vier Augen

Es war eine Stunde vor Mitternacht. Man hatte mich telefonisch aus einer Einladung ins Krankenhaus gerufen. Ich hatte bereits damit gerechnet. Die Internisten hatten mir am Abend berichtet, daß ein Mann aus einer Punktionstelle der Leber nachblutete.

Die Stadt war fast menschenleer.

Ich fuhr nicht schnell, im Gegenteil, ich zwang mich, langsam zu fahren, um keinerlei Risiko einzugehen, denn ich wußte, daß sie mich nur riefen, wenn es ernst war.

Der Operationssaal war schon verständigt worden, und ich war der Meinung, daß ich die Lebensgefahr, in der der Patient schwebte, lediglich bestätigen und mit ihm sprechen mußte.

Vor dem Krankenzimmer berichteten der diensthabende internistische Kollege, daß die Frau des Patienten die Operation ablehne und daß sie voller Vorwürfe sei.

«Es wird sehr schwer sein, sie zu überzeugen», mutmaßte er, «wir haben bereits vier Konserven Blut infundiert. Die Blutung muß stark sein.»

Mir war es bisher immer gelungen, Patienten, die in Lebensgefahr schwebten, von der Notwendigkeit einer Operation zu überzeugen.

Als ich das Zimmer betrat, sah ich zuerst in das Gesicht der Frau, und da kamen mir die ersten Zweifel. Sie stand am Bettende. Der Mann bot alle Zeichen der schweren Blutung mit seinem wachsbleichen Gesicht, den blutleeren Lippen und der schweißbedeckten Stirn. Auf dem kleinen Tisch am Fenster und auf dem Nachttisch standen leere Blutkonserven, Mullplatten, Medikamente und Infusionsflaschen. Es sah so aus, als hätten die Internisten eine dieser nächtlichen Schlachten geschlagen. Diese hier schien bereits fast verloren.

Ich begrüßte die Frau und gab ihr die Hand, aber ich ging, ohne mit ihr zu sprechen, an das Kopfende und sah die Angst in den Augen des Patienten. Wenn ich nicht in das Gesicht der Frau gesehen hätte, wäre ich sicher gewesen, ihn sofort von der Notwendigkeit einer Operation überzeugen zu können. Darum sagte ich ohne Umschweife:

«Ich muß Sie operieren. Wir müssen es gleich tun. Es wird kein schwieriger Eingriff.»

Er hätte eigentlich antworten müssen. Irgend etwas hätte er sagen müssen, aber er sah an mir vorbei zu seiner Frau, die am Fußende stand. In diesem Augenblick wußte ich, daß er nicht selbst entscheiden würde, und ich setzte alles auf eine Karte.

«Sie sind in Lebensgefahr.»

Der Blickkontakt mit ihr blieb bestehen. Er blickte nur kurz zu mir, dann wieder zu ihr. Ich drehte ihr den Rücken zu.

Dann fing er an zu reden, das heißt, er wollte reden, aber ich hatte seine Hand von der Bettdecke gehoben und fühlte den Puls, und das irritierte ihn. Der Puls war nur sehr schwach tastbar, und eigentlich hätte ich mir das auch sparen können. Es war eine Geste, mehr nicht. Die Blutdruckwerte waren, wie in derlei Fällen üblich, in Fünf-Minuten-Abständen in die Kurve eingetragen, welche neben den Infusionsflaschen auf dem Nachttisch lag. Der Druck lag knapp über 80 Millimeter Quecksilber.

Aber dann fing er doch an zu reden, und dabei ließ er sie nicht aus den Augen.

«Wir sind der Meinung, daß man jetzt nicht operieren sollte. Wir haben es miteinander besprochen.»

Als ich mich schnell umdrehte, wußte ich, daß meine Vermutung stimmte. Sie fixierte ihn durchdringend. Entweder haßte sie ihn, diesen schwachen Mann, und wollte, daß er starb, oder er war ihr hörig.

«Bitte lassen Sie uns das mit Ihrer Frau draußen noch einmal in Ruhe besprechen», bat ich.

Er nickte. Wir Ärzte gingen mit der Frau aus dem Zimmer und ließen ihn allein.

Heute weiß ich, daß ich das nicht hätte tun sollen. Ich hätte die Frau hinausschicken und mit ihm unter vier Augen reden müssen. Das und nichts anderes hätte ich tun sollen. Bis jetzt war es ja nichts anderes als eine nackte, schonungslose Aufklärung über den Tod, der ihm bevorstand, wenn er sich nicht operieren ließ.

Der Leiter der internen Abteilung, sein Oberarzt und der nachtdiensthabende Assistenzarzt, ferner mein Freund, der Anästhesist, waren Zeugen des Gesprächs, das auf dem Gang geführt wurde.

Ich eröffnete das Gespräch:

«Wenn wir Ihren Mann nicht operieren, stirbt er. Es blutet aus dem kleinen Stichkanal der Punktion. Er hat eine Gerinnungsstörung infolge der schweren Lebererkrankung. Das Blut, das wir oben über die Venen in ihn hineinpumpen, fließt aus diesem Loch in den Bauch wieder heraus.»

Das alles war ihr bereits von meinen Kollegen in allen Einzelheiten erklärt worden, und es war ihr auch gesagt worden, daß die kleine Blutung bei Beendigung der Bauchspiegelung aufgehört hatte. Sie wußte, daß es hier keine Schuldfrage zu klären gab. Sie erwiderte:

«Wir halten es nicht für richtig, zu operieren.»

Ich unterbrach sie:

«Sie halten das nicht für richtig, aber ich bitte Sie, zu begreifen, daß es hier nicht um verschiedene Meinungen geht, sondern um einen medizinischen Tatbestand und um das Leben Ihres Mannes.»

Sie blieb stur:

«Wir sind in einer Religionsgemeinschaft und lehnen diese Operation ab.»

Sie waren nicht Zeugen Jehovas, aber sie hat uns in diesem Gespräch nicht verraten, um welche Gemeinschaft es sich handelte.

Ich fuhr fort:

«Ich halte es für unverantwortlich, diesen Eingriff abzulehnen.»

Sie zuckte mit den Achseln.

Der internistische Chefarzt unterstützte mich:

«Es kann doch nicht Ihr Ernst sein, einen Eingriff zu verweigern, der allein das Leben Ihres Mannes rettet.»

Sie erwiderte ungerührt:

«Es ist so.»

Ich verachtete sie. Sie hatte diesen Mann in ihrer Gewalt, und sie entschied über seinen Tod. Er war zu schwach, um selbst zu entscheiden. Sie wollte, daß er starb. Ich war mir sicher.

Ich drehte mich um und ging zurück in das Zimmer. Ich stellte mich so vor den Mann und beugte mich über ihn, daß er mir mit seinem Blick nicht ausweichen konnte.

«Sie werden in den nächsten Stunden sterben, wenn ich Sie nicht operiere.»

«Das glaube ich nicht», sagte er.

«Ich habe bereits alles vorbereitet. Ich könnte die Blutung innerhalb von zwanzig Minuten zum Stehen bringen. Dann können wir in Ruhe das verlorene Blut auffüllen, und Sie sind über den Berg.»

Ich hatte mich wieder gerade hingestellt. Wiederum kam er in Blickkontakt mit seiner Frau.

«Nein, wir werden es nicht zulassen. Wir geben keine Genehmigung», fuhr er fort.

Ich gebe zu, daß ich der Situation nicht mehr gewachsen war. Es war eine Groteske. Ich habe nur Haß empfunden.

Ich beugte mich noch einmal über ihn, so, daß unsere Augen sich ganz nahe waren. Ich sagte es suggestiv in aller Eindringlichkeit:

«Sie werden den morgigen Tag nicht mehr erleben.»

Da ergriff sie das Wort:

«Wir lassen es nicht machen.»

Wieder zu Hause, ging ich in den dunklen Garten, und auf einmal wußte ich, daß ich nur mit ihm allein hätte sprechen müssen, nur mit ihm. Ich war mir ziemlich sicher, daß ich ihn hätte überreden können.

Ich faßte in diesem Augenblick den Entschluß, noch einmal ins Krankenhaus zu fahren und mit ihm zu sprechen. Ich würde die Frau bitten, das Zimmer zu verlassen.

Ich tat es aber nicht. Ich gab auf.

Stunden später ist er gestorben.

Der zuständige Staatsanwalt hat drei Wochen später sämtliche Unterlagen über den Fall angefordert. Ich wurde der unterlassenen Hilfeleistung mit Todesfolge angeklagt.

Zwei Monate später wurde das Verfahren eingestellt.

Kapitel 6

Euthanasie

Im Jahre 65 nach Christus wurde der Philosoph, Dichter und Politiker Lucius Annaeus Seneca von seinem früheren Schüler, Kaiser Nero, gezwungen, sich zu töten. Man hatte ihn verleumdet und behauptet, er habe an einer Verschwörung gegen den Kaiser teilgenommen. Er versuchte, die Pulsader am Handgelenk aufzuschneiden, hatte aber bei diesem Unternehmen keinen guten ärztlichen Berater. Das Blut floß nur sehr spärlich, was Tacitus, der römische Geschichtsschreiber, irrtümlich auf das Greisenalter Senecas und seinen durch die karge Lebensweise geschwächten Körper zurückführte. In Wirklichkeit hatte Seneca nicht die Hauptschlagader am Handgelenk, die Arteria radialis, inzidiert, sondern wohl nur ein Nebengefäß. Seneca diktierte einem Schreiber sein berühmtes Vermächtnis und versuchte, sich durch Inzision der großen Blutgefäße in der Kniekehle endgültig zu töten. Auch jetzt hatte er nicht tief genug inzidiert. In seinen Todesqualen bat er seinen Freund, den Arzt Statius Annaeus, ihm das Gift zu reichen. Der Arzt hatte vermutlich das Gift nicht richtig dosiert, denn auch jetzt konnte Seneca noch nicht sterben. So stieg er schließlich in ein Bassin von heißem Wasser und erstickte im Dampf.[1]

Wenn wir heute darüber sprechen, ob es gerechtfertigt ist, einen Menschen auf sein Verlangen zu töten, weil er unheilbar krank unter Qualen dem sicheren Tode entgegengeht, so ist damit die aktive Euthanasie gemeint, nämlich die vorsätzliche Verkürzung des Lebens, in erster Linie durch Verabreichung eines Mittels in hoher Dosierung mit Todesfolge, wobei davon ausgegangen wird, daß der Arzt aus Mitleid mit seinem Patienten und mit dessen Einverständnis beziehungsweise auf dessen Wunsch handelt. Als Annaeus seinen Patienten auf dessen Verlangen mit Gift zu töten versuchte, stand diese aktive Euthanasie im Gegensatz zur heutigen Rechtsprechung nicht unter Strafe, wenngleich er gegen den ärztlichen Sittenkodex verstieß, indem er den Eid des Hippokrates brach, wo es heißt: «Nie werde ich, auch nicht auf eine Bitte hin, ein tödlich wirkendes Gift verabreichen oder auch nur einen Rat dazu erteilen.»[2]

Die Sterbehilfe durch Schmerzlinderung mit lebensverkürzender Nebenwirkung ist juristisch und ethisch im wesentlichen unproblematisch.* Nur eine Minderheit unter den Juristen vertritt heute noch die Auffassung, daß sie unzulässig sei. Dagegen ist der Verzicht auf lebensverlängernde Maßnahmen, der unter den Begriff der passiven Euthanasie fällt, nach wir vor umstritten. Nach den gültigen Regeln kann der Abbruch einer Behandlung erst dann erfolgen, wenn der Sterbevorgang bereits eingesetzt hat. Heftig diskutiert wurde in der Öffentlichkeit ein Urteil des Landgerichts Kempten aus dem Jahre 1994. Das Gericht hatte den Sohn und den behandelnden Arzt einer 72jährigen Frau wegen versuchten Totschlags zu einer Geldstrafe verurteilt. Die beiden Angeklagten hatten die künstliche Ernährung der 72jährigen Mutter eingestellt. Die Frau war nach einem Herzstillstand schwer hirngeschädigt. Das Urteil wurde allerdings vom 1. Strafsenat des Bundesgerichtshofes später aufgehoben, weil der Abbruch der Behandlung dem mutmaßlichen Einverständnis der Kranken entsprach.[3] Im Gegensatz zur passiven Euthanasie ist die aktive Euthanasie, Tötung auf Verlangen, im juristischen Sinne nach § 216 StGB ein Tötungsdelikt. Was geschieht aber, wenn eine Gewöhnung an die Schmerzmittel erfolgt ist und wir durch Erhöhung der Dosis eine Lebensverkürzung bewußt in Kauf nehmen müssen, wenn wir uns somit im Grenzbereich zwischen passiver und aktiver Euthanasie bewegen? Der Arzt handelt hier juristisch entsprechend dem Not-

---

* Die folgenden Ausführungen über den rechtlichen Aspekt des Problems beziehen sich auf die Rechtsprechung in Deutschland.

standsprinzip nach § 34 und § 35 StGB.[4] Trotz gesetzlich klar geregelter Einschränkungen ärztlicher Handlungsfreiheit ist der Arzt auch verpflichtet, das Leiden des ihm anvertrauten Kranken zu mildern. Zwischen den beiden Polen Leidensverminderung und Leidensverlängerung liegt somit das Spannungsfeld ärztlicher Entscheidungen, entstehen Grenzprobleme und Grenzüberschreitungen.

Wer klagt den Arzt wegen unterlassener Hilfeleistung an, wenn er seinen Patienten nicht mehr an eine künstliche Niere anschließt, weil er die Lebensverlängerung im Endstadium einer unheilbaren Erkrankung für sinnlos hält? Wer klagt ihn an, wenn er bei einem todgeweihten Krebskranken die Lungenentzündung nicht mehr mit Antibiotika behandelt? Vermutlich niemand, denn der Gesetzgeber hat die Problematik längst erkannt.

Im Dilemma erhoffen wir Entscheidungshilfen von Theologen, Philosophen und Juristen. Wir verfolgen die ausgedehnten, oft kontroversen Diskussionen über diese Thematik in den Medien und in der schier unübersehbaren Literatur und stellen fest, daß sie sehr oft im geisteswissenschaftlichen Bereich und praxisfern ausgetragen werden. Sie sind für die konkreten, dramatischen Situationen im Krankenhaus meist wenig hilfreich, wenngleich sich daraus für den Arzt die Möglichkeit ergibt, den eigenen Standpunkt grundsätzlich zu überdenken. Was sich in der Klinik am Krankenbett ereignet, geschieht unter Diskretion und dringt kaum an die Öffentlichkeit.

Wäre es dann nicht sinnvoll, vor öffentlichen Diskussionen auszuloten, wer von den Teilnehmern ein Eingeweihter ist? Man sollte sie auffordern, folgende Fragen zu beantworten:

1. Wie oft haben Sie das Sterben eines Menschen miterlebt, und wie oft haben Sie mit einem Kranken in der Endphase ein Gespräch über sein Leiden und den Tod geführt?

2. Haben Sie eine Vorstellung, wie oft ein verantwortlicher Klinikarzt gezwungen ist, Entscheidungen im Sinne einer passiven Euthanasie zu fällen: täglich, wöchentlich, monatlich? Und

wie oft, glauben Sie, entscheidet sich ein Arzt in seinem Leben zur aktiven Euthanasie?

3. Wie oft glauben Sie, wird von Patienten, die unheilbar krank sind, der Wunsch nach aktiver Euthanasie gestellt?

4. Wären Sie bereit, einen schwerkranken Menschen, der sterben möchte, zu töten, wenn er selbst oder ein Gesetzgeber die Zustimmung gab? Wären Sie dazu bereit, wenn man Ihnen alle technischen Hilfsmittel zur Verfügung stellt und die Handhabung erklärt?

5. Haben Sie jemals einen Schwerkranken bis zu seinem Tode selbst gepflegt?

Die Verlängerung des Lebens hoffnungslos Kranker mit technischen Mitteln steht im Mittelpunkt der öffentlichen Diskussion. Die immer eindringlicheren Rufe nach der aktiven Euthanasie in Europa und den USA gründen sich auf zwei wesentliche Argumente. Einmal wollen die aufgeklärten Menschen in unserem säkularisierten Zeitalter die Entscheidung über ihr Leben nicht Gott überlassen. Sie wollen selbst entscheiden. Zum anderen wehren sie sich entschieden gegen die künstliche, oft qualvolle Lebensverlängerung. Wir erfahren ständig in den Medien von diesem unnatürlichen Sterben in unseren Krankenhäusern, ohne die Frage zu stellen, ob es denn wirklich so ist. Werden der Öffentlichkeit nicht häufig Ausnahmefälle vorgestellt? Wir erfahren dort nichts von der Krankenschwester, die weint, weil ein Mensch gestorben ist, den sie bis zu dessen Tod gepflegt hat, und nichts von dem Arzt, der nachts nicht schlafen kann, weil er nicht weiß, ob seine Entscheidungen richtig waren.

Dieser aufgeklärte Patient will also selbst entscheiden, was mit ihm im Krankenhaus geschieht, und er hat ein Recht auf den eigenen Tod.[5] Um einer qualvollen, künstlichen Verlängerung des Lebens vorzubeugen, wird seit 1978 in Deutschland das sogenannte Patiententestament heftig diskutiert, ohne daß es zu einer juristisch verbindlichen Lösung gekommen wäre.[6] Es gibt Muster für derartige Verfügungen, an denen man sich orientieren kann. Ebenso wie für die Vermögensvorsorge kann ein Generalbevollmächtigter bestimmt werden, der im Falle einer späteren Geschäftsuntüchtigkeit die vorher festgelegten Wünsche des Patienten vertritt. Wenn der Patient sich entschieden hat, im Falle einer schweren Erkrankung lebensverlängernde oder bestimmte riskante Eingriffe abzulehnen, so kann der Bevollmächtigte den im Testament festgelegten Wunsch seines Mandanten gegenüber dem behandelnden Arzt vertreten. Diese in gesunden Tagen getroffenen Entscheidungen werden bei drohender Lebensgefahr sehr häufig völlig widerrufen. Der Arzt ist juristisch nicht an Patiententestamente gebunden, wenngleich sie für seine Entscheidung von großer Bedeutung sein können.

Wir alle fürchten uns vor dem Tode und vor dem einsamen Sterben. Für den Kranken ist der Tod unbegreifliche Dunkelheit, das Ende aller Dinge, für den Arzt ist er der Feind, der alle seine Bemühungen zunichte macht. Darum suchen beide, Arzt und Patient, das Leben zu verlängern. Unsere Frage, was nach dem Tode kommt, kann nicht beantwortet werden. Selbst die Theologen tun sich schwer. Vielleicht sollten sie sich anstelle historisch-kritischer Analysen auf das beschränken, was Paulus gesagt hat. «Wir wissen nicht, in welcher Gestalt wir auferstehen werden, und unser Glaube wäre nichts wert, würden wir nicht an die Auferstehung glauben.»[7]

Der Arzt, der im Endstadium einer Erkrankung über Euthanasie entscheiden muß, spürt etwas von dem Geheimnis.

Wir klagen die Medizin an, weil sie bei unheilbar Kranken das Leben um jeden Preis künstlich verlängert, obwohl sie doch nichts anderes tut, als unsere Wünsche zu erfüllen. Wir wollen doch so lange als möglich leben. Auf der anderen Seite wollen wir nicht so qualvoll sterben wie Seneca. Wir wünschen uns den schönen Tod, die *ars moriendi*, wie er von den Philosophen und Dichtern des Altertums beschrieben wurde. Bietet uns die moderne Medizin mit ihrer perfektionierten Schmerztherapie diese *ars moriendi* nicht an? Die Erfolge der Medizin sind unbestreitbar. Krankheiten, die noch vor zwanzig Jahren unheilbar waren, können erfolgreich behandelt werden. Das durchschnittliche Lebensalter beträgt heute siebzig Jahre. Diese Medizin präsentiert sich als eine Macht mit unbegrenzten Möglichkeiten. Nimmt es da wunder, daß wir uns in der Angst vor dem Tode in die Obhut dieser Macht begeben, zumal die irreale göttliche Instanz mit ihrem Angebot von Schutz und Trost nicht die gleichen sichtbaren Erfolge aufzuweisen hat? Was wollen wir eigentlich? Wollen wir eine Verlängerung unseres Lebens? Dann müssen wir auch die Nachteile dieser Krankheit in Kauf nehmen. Oder wollen wir unseren Arzt bitten, durch eine Überdosis Morphium unseren Qualen ein Ende zu bereiten?

Worüber wir endlos diskutieren, werden wir erst dann begreifen, wenn wir einsam in einem Krankenzimmer liegen und wissen, daß wir in Kürze sterben müssen. Erst dann wissen wir, worüber wir früher so leidenschaftlich debattiert haben. Erst dann wissen wir es wirklich, wenn wir erbrechen oder wegen der Lungenmetastasen fürchten zu ersticken, und erst dann werden wir wie Seneca unseren Arzt bitten, uns zu erlösen. Aber Seneca konnte nur unter Qualen sterben, weil Annaeus die Anwendung und Dosierung des Giftes offenbar nicht beherrschte, im Gegensatz zu Sokrates, der 467 Jahre vor ihm ohne Qualen starb. Platon beschreibt dieses Sterben ausführlich. Sokrates bat einen Experten, nämlich seinen Kerkermeister, um Rate, der ihm den Schierlingsbecher reichte: «... du mußt nichts weiter tun, als, wenn du getrunken hast, herumzugehen, bis dir die Schenkel schwer werden, und dich dann niederlegen, so wird es schon wirken.»[8]

Obwohl die moderne pharmazeutische Industrie dem Arzt für die Euthanasie jede Möglichkeit zur Verfügung stellt, muß sich der Krankenhausarzt, wenn er denn je vor der Entscheidung stehen sollte, klarmachen, daß es einer gründlichen Planung bedarf, jemanden auf einer Krankenstation unbemerkt von Schwestern und Ärzten ein Medikament zu verabreichen, mit dem sein Leiden im Endstadium beendet werden kann. Sehr viel einfacher ist es für den Hausarzt.

Am 23. September 1939 wurde Sigmund Freud in London von seinem langjährigen Hausarzt Dr. Schur mit einer tödlichen Morphiumdosis von seinem langjährigen Krebsleiden erlöst. Bereits 16 Jahre zuvor, als Freud noch nicht wußte, daß es sich bei den Veränderungen in seiner Mundhöhle um ein Vorstadium einer Krebserkrankung handelte, bat er seinen damaligen Arztfreund Deutsch darum, sein Leben nicht unnötig zu verlängern, wenn die Schmerzen unerträglich würden. Freud hatte viel über Todesahnung und Todestrieb nachgedacht und veröffentlicht, an Selbstmord hatte er nie gedacht. Er wollte grundsätzlich das Leben beziehungsweise sein Leiden bis zum bitteren Ende durchhalten. Er sprach vielmehr von der Pflicht zu leben. Die erste, 1923 durchgeführte Operation am Gaumen war nicht radikal. Weitere folgten, aber obwohl nunmehr der Krebs beseitigt war, konnten die großen Schleimhautdefekte in der Mundhöhle prothethisch nicht ausreichend versorgt werden, was der Grund war für das jahrelange, qualvolle Leiden des großen Mannes. Der später behandelnde Arzt Dr. Schur hat in einem umfassenden Buch die Krankheit und das Sterben von Freud der Nachwelt erhalten: «Freud gab der Erwartung Ausdruck, daß ich ihm immer die Wahrheit und nichts als die Wahrheit sagen werde. Meine Antwort muß ihn davon überzeugt haben, daß ich beabsichtigte, ein solches Versprechen auch zu halten. Dann fügte er hinzu, wobei er mich forschend anblickte: ‹Versprechen Sie mir auch noch: wenn es mal so weit ist, werden Sie mich nicht unnötig quälen lassen.› Das alles sagte er mit der äußersten Einfachheit, ohne eine Spur von Pathos, aber auch mit absoluter Entschiedenheit.»[9]

Sowohl der Chirurg, Professor Pichler, der seit Jahren alle Operationen bei Freud durchgeführt hatte, als auch Freud selbst haben den Kampf nicht aufgegeben. Nicht das technisch Machbare war die Triebfeder des Arztes, wie wir vielleicht heute einwenden werden, sondern der Wunsch, das Leben zu verlängern, das in Zwischenperioden auch hin und wieder erträglich gewesen sein muß. Erst nachdem Freud mit seinem Hausarzt Schur vor den Nationalsozialisten in letzter Minute aus Wien fliehen konnte, wurde im Londoner Exil das Leiden unerträglich. Nach zahlreichen schwierigen Operationen und als der Krebs die Trennwand zwischen Mund und Nasenhöhle zerfressen hatte, bat er ihn, das Versprechen einzulösen, das er ihm zu Beginn der Behandlung gegeben hatte. Schur hat diesen Wunsch mit einer Überdosis Morphium erfüllt.

Niemand verklagte diesen Arzt, weder die Öffentlichkeit, die von dieser Geschichte Kenntnis genommen hat, noch irgendein Jurist oder Theologe. Aber dies ist keine einmalige Geschichte, sie wiederholt sich im stillen immer und immer wieder. Der Unterschied zum Fall des Sigmund Freud ist der, daß die Diskretion verbietet, Euthanasiefälle in die Öffentlichkeit zu bringen. In diesem Fall ist das Lüften des Geheimnisses, wofür wir Schur dankbar sind, kein nachträglicher Vertrauensbruch, sondern steht im Einklang mit Freuds klarem, analytischem Denken.

Bei keinem der bekannt gewordenen Fälle von aktiver Euthanasie, die aus Mitleid mit dem unheilbar schwer leidenden Patienten und auf dessen Bitte durchgeführt wurde, kam es zu nennenswerten Verurteilungen. Die Mindeststrafen für barmherzige Euthanasie in den verschiedenen Ländern wurden miteinander verglichen.[10] In einem vieldiskutierten Fall wurde die holländische Ärztin, Dr. Postma, zu einer Symbolstrafe von einer Woche Gefängnis und einjähriger Bewährung verurteilt. Sie hatte 1971 ihrer 78jährigen, schwer leidenden Mutter auf deren Wunsch eine Überdosis Morphium injiziert.

Theologen[11] wie Juristen[12] zeigen Toleranz, wenngleich sie Leben und Tod nicht in die Verfügungsgewalt des Arztes stellen können. Der Theologe Sporken, der tiefe Einblicke in die ärztlichen Gewissenskonflikte getan hat, sagt: «Nicht das Leben schlechthin, sondern das sinnvolle und akzeptable menschliche Leben ist normierend für die konkrete Verwirklichung der Ehrfurcht vor dem Leben.» Aber er fragt auch: «Hat diese Form der Sterbehilfe auf Bitten des Patienten nicht den Charakter einer

Kapitulation vor dem Wegfall des eigentlichen Auftrags, nämlich des Sterbebeistandes?»[13]

Wir sind hier am entscheidenden Punkt bei der Debatte um die aktive Euthanasie angekommen. Es gibt nichts mehr zu sagen. Sporken hat es ausgesprochen. Es geht zuallererst um den ärztlichen Sterbebeistand, nicht um die Euthanasie. Der ethische und gesetzliche Entscheidungsspielraum ist schmal, aber dennoch ausreichend für unser ärztliches Handeln. Sterbehilfe im umfassenden Sinne kann nur erfolgen in einer sehr engen Beziehung zwischen Arzt und Patient, in der Freundschaft und Liebe, also tiefe Übereinstimmung möglich sind. Das bedeutet nicht zuletzt Aufheben der Einsamkeit des Kranken. Ich gebe Sporken recht, wenn er sagt, daß sich in dieser vollendeten Form einer Beziehung die scheinbar unumgängliche aktive Euthanasie erübrigt.

Dennoch kann es auch ganz anders sein: Ein Kranker, der sterben muß, leidet große Qualen, so groß, daß sein ganzes Denken im Schmerz, im Erbrechen oder in der Atemnot untergeht. Selbst das Gespräch mit dem Arzt kann nur geführt werden, wenn die Quälerei wenigstens für kurze Zeit durch starke Mittel gemildert wird. Der Arzt hat alles getan, um dieses Sterben zu erleichtern, aber jetzt steht er vor einer Entscheidung, die er kaum noch mit seinem Verstand und mit der Vernunft bewältigen kann. Nach zahlreichen Vorgesprächen ist Vertrauen und Freundschaft entstanden – Wahrheit am Krankenbett. Er ist nach reiflichen Überlegungen bereit, die Bitte des Patienten zu erfüllen, oder aber es kommt ein Augenblick, in dem das Mitleiden so überwältigend ist, daß er, ob er will oder nicht, entscheiden muß. Er muß es tun, und er weiß, daß er möglicherweise schuldig wird. Er wird mit niemandem darüber sprechen.

Der Reißverschluß

Der Mann hieß Schröder. Er war fünfzig Jahre alt, Automechaniker, und er war früher einmal sehr kräftig gewesen. Auf den Oberarmen und Schenkeln lag die Haut wie ein faltiges Tuch über den geschrumpften Muskeln. Er lag in der letzten Box der Intensivstation am Fenster und sah von seinem Kopfkissen aus über dem Fensterbrett die Kronen der zwei großen Lindenbäume. Er sah fast immer dorthin.

Wenn er den Kopf vom Fenster abwendete, dann erblickte er gegenüber und seitlich die Glasverkleidung in dem kleinen, abgeteilten Raum und durch die Scheiben leicht verschwommen, wie die Schwestern von einer Box zur anderen gingen. Er überblickte die Monitore auf den Eisenträgern und auf den Bildschirmen die flimmernden Kurven, die die Pulsschläge und Herzaktionen aufzeichneten. Auch die Sauerstoffschläuche und Metallgalgen, an denen Infusionsflaschen hingen, konnte er sehen.

Jetzt standen die Ärzte um sein Bett. Sie blickten zu ihm herab, und er sagte:

«Das wird doch sowieso nichts mehr.» Er glaubte nicht mehr daran, daß die Behandlung zum Erfolg führen könnte. Er sagte noch einmal:

«Das wird doch nichts.»

Seine Augen lagen tief in den Höhlen. Über den Backenknochen bildete die Haut tiefe Falten.

Daß er nun nicht mehr daran glaubte, daß sie es schaffen könnten, das hatte er den Ärzten scheinbar unbeteiligt gesagt. Eine Feststellung, keine Anklage, kein Stoßseufzer. Er sagte es wie jemand, der zusieht, wie man sein Auto zum dritten Mal auseinandernimmt, ohne den Fehler zu finden, und nunmehr

Mühe hat, es wieder zusammenzubauen. Die Ärzte hatten fast den Eindruck, als hätte er Verständnis für ihre Hilflosigkeit.

Dreimal hatte der Chirurg seinen Bauch eröffnet. Zuerst als der Dickdarm im Bereich eines Geschwüres aufgebrochen war. Im Bauch fand man damals Kot und Eiter, eine ziemlich hoffnungslose Situation. Es handelte sich um eine schwere, lebensbedrohliche Bauchfellentzündung. Der Chirurg hatte es ihm später in allen Einzelheiten erklärt, was eine Peritonitis, eine Bauchfellentzündung, ist und wie sie entsteht. Er hatte den ganzen Bauch mit vielen Litern Flüssigkeit ausgespült und das kranke Darmstück entfernt. Sechs Tage danach kam es zu einem erneuten Darmverschluß. Wieder fand man Eiter zwischen den Darmschlingen und zahlreiche Verklebungen derselben. Auch das hatte ihm der Chirurg erklärt. Er hatte es sogar aufgezeichnet. Noch ein drittes Mal mußte man den Bauch eröffnen, und nun erklärte ihm der Chirurg, daß es wiederum geschehen müsse. Schröder sah die drei Ärzte, den Chirurgen und seine Assistenten zweifelnd, fast mißtrauisch an. Dann wandte er seinen Blick zum Fenster und schaute zu den Linden hinüber. Einer von den Assistenten hatte bemerkt, wie er unter der Bettdecke seine Faust ballte.

Schröder gab sich den Anschein, als könne er seinen Fall ganz nüchtern und sachlich beurteilen. Schließlich hatte der Chirurg ihm alles aufgezeichnet, und er konnte sich sehr wohl vorstellen, wie trotz der ausgedehnten Spülungen die entzündeten Darmschlingen immer wieder miteinander verklebten. Daß er so sachlich darüber sprach, war dennoch nichts anderes als der Versuch, vor den Ärzten die Angst vor dem Sterben und allem, was noch kommen würde, zu verbergen. Diese Vorstellung, was in seinem Bauch geschah, war ekelerregend. Er hörte die lauten gurgelnden Darmgeräusche in seinem Leib und glaubte tatsächlich, daß er so den fortschreitenden Prozeß neuer Verklebungen seiner Darmschlingen miterlebte.

Der Chirurg wußte, daß es noch eine wirkliche Chance gab: eine Dauerspülung des Bauchraumes mit fünfzehn bis zwanzig

Litern täglich über Spezialdrainagen und eine zweitägige Eröffnung des Bauches, um den Erfolg der Spülung zu kontrollieren.

Der Chirurg sagte nicht, es gäbe noch eine Chance, das hätte ja geheißen, daß es vielleicht die letzte gewesen wäre und daß Schröder danach sterben müßte. Darum sagte er nur:

«Ich werde es mit dem Ausspülen des Bauches schaffen. Man kann es schaffen.»

Schröder hatte, während er sprach, zunächst noch zu den Linden gesehen. Dann sah er den Chirurgen voll an.

«Herr Doktor, ich sage ja nicht, daß ich Ihnen nicht glaube, aber Sie haben das schon zweimal gesagt.» Er versuchte zu lächeln. «Ich glaube Ihnen, daß Sie es immer noch für möglich halten.»

«Es gibt eine Methode, den Bauch an jedem zweiten Tag zu eröffnen und die Spülung und alle Darmschlingen zu kontrollieren, ohne den Bauch immer wieder aufzuschneiden. Wir nähen einen Reißverschluß ein.»

«Doktor, hören Sie auf. Ich sage: Bitte, hören Sie auf. Warum? Was soll das? Verscheißern kann ich mich selber. Ein Reißverschluß!»

«Ja, ein Reißverschluß. Ich komme heute abend zu Ihnen. Dann werde ich es Ihnen in allen Einzelheiten erklären», sagte er, und weil er Schröder kannte, glaubte er fest daran, daß er zustimmen würde.

Er hatte ganz bewußt bisher auf das Einnähen eines Reißverschlusses verzichtet. Man fürchtet sich vor Eingriffen, mit denen noch keine ausreichenden Dauererfolge zu verzeichnen sind. Die Methode war zur Zeit dieser Ereignisse noch im Anfangsstadium der Erprobung. Jetzt aber wollte er es tun.

Am Abend war er bei ihm. Draußen die Dämmerung. Die Linden waren nur noch ein großer, konturloser, dunkler Schatten. In den Glasboxen der Intensivstation waren bereits die kleinen Nachtbeleuchtungen an der Bodenleiste eingeschaltet. Nur die Überwachungskabine, von der aus die diensthabende Schwester alle Boxen übersehen konnte, war hell erleuchtet, und jeder der Kranken konnte durch die Glasscheiben des eigenen Käfigs vom Bett aus die Arbeit der Schwestern und Pfleger verfolgen. Der Chirurg schaltete die Beleuchtung über dem Bett von Schröder an. Er hatte Bilder von der Dauerspülung mitgebracht. Jede Einzelheit, auch das Einnähen des Reißverschlusses, konnte er ihm demonstrieren, und weil es Schröder schwer fiel, sich aufzurichten, hatte er sich neben ihn an den Bettrand gesetzt und sich mit den Bildern in der Hand leicht über ihn gebeugt.

«Ich muß ihm alles bis ins einzelne erklären», dachte er. «Er muß begreifen, welche Möglichkeiten diese Methode bietet.» Er sprach vom Ausspülen sämtlicher Nischen zwischen den einzelnen entzündlich veränderten Schlingen, von Eröffnung und Auswaschen abgekapselter, neugebildeter kleiner Abszeßhöhlen. Jede Darmschlinge mußte wieder wie im ursprünglichen Zustand im Wasser schwimmen und von der Spülflüssigkeit umspült werden. Diese Spülflüssigkeit mußte an verschiedenen Stellen des Bauchraumes wieder abgesaugt werden. Er erklärte ihm, wie der Darmverschluß bei einer Bauchfellentzündung entsteht und wie der vier Meter lange Dünndarm sich im Bauchraum zwischen der Flüssigkeit bewegt. Dann zeichnete er eine Skizze, und Schröder hörte ihm zu. Er stellte Fragen, als wäre es nicht sein Bauch, der nun zum vierten Mal am nächsten Tage eröffnet werden sollte. Er wollte wissen, wie denn dieser große Reißverschluß mit seinen breiten seitlichen Laschen in die Bauchdecke eingenäht wird.

«Also gut», willigte Schröder ein, «bitte sagen Sie es meiner Frau.» Schröder versuchte zu lächeln.

Als er noch nicht in unmittelbarer Lebensgefahr schwebte, als er sich nach der ersten Operation auf dem Wege der Besserung befand, hatte er seine Frau stets als Feldwebel bezeichnet, und die Assistenten hatten das Spiel mitgespielt. Sie sagten dann: «Ihr Feldwebel kommt, Herr Schröder.» Jetzt sagte es niemand mehr.

Der Chirurg ging bis zur Tür des Glaskäfigs und drehte sich noch einmal zu Schröder um. Er sah, daß er die Augen geschlossen hatte und daß die Lippen sehr fest aufeinandergepreßt waren. Im Halbdunkel der Notbeleuchtung sah er die drei Beutel am Unterrand des Bettgestelles hängen, in die das gelblich gefärbte Spülwasser abfloß. In der Kabine war der üble Geruch des Sekrets.

Schröder schlief nicht in dieser Nacht. Immer, wenn die Nachtschwester in seine Kabine kam, knipste sie ihre Taschenlampe an, und um die Drainagen zu kontrollieren, kniete sie vor dem Bett nieder. Dann sah sie seine geöffneten Augen. Beim Anlegen der Blutdruckmanschette beugte sie sich über ihn und konnte den Augen ausweichen, weil sie ja den Zeiger des Manometers beobachten mußte. Aber danach mußte sie doch wieder in seine Augen sehen, und sie versuchte zu lächeln.

Die Glasschiebetür war geschlossen, aber er hörte in dieser Nacht wie in den vorhergegangenen die Geräusche aus den Nachbarkabinen, das leise Stöhnen, Schnarchen, Worte, die mit der Schwester gewechselt wurden. Schröder wußte, daß einige von den Kranken, die er nicht sehen konnte, in Lebensgefahr schwebten wie er. Er selbst wußte nicht, wie lange er noch leben würde. Da er das Glück hatte, in dieser Seitenkabine zu liegen, sah er, wenn er den Kopf zur Seite neigte, Nachthimmel, einzelne Sterne und später einmal, als Mitternacht vorbei war, Wolken vor einem fast schon runden Mond. Er hörte sehr leise Motorengeräusche, einmal auch das Lachen von Menschen auf der Straße jenseits des Parkes. Das war sehr weit entfernt von ihm, außerhalb des Krankenhauses in einer anderen Welt und darum unwirklich.

Kein Zweifel, er hätte es schaffen können. Sechs Tage später, nach der dritten Spülung, kam sogar eine gewisse Siegesstimmung auf, aber dann hatte sich in dem so schwer geschädigten Dünndarm eine Fistel gebildet. Aus einer der Drainagen kam grünbräunliches Sekret. Der Chirurg sagte es Schröder nicht, weil er fürchtete, daß er nun endgültig aufgeben würde.

An diesem Abend war der Chirurg wiederum allein zu Schröder in die Intensivstation gekommen. Er hatte wieder Fieber, und der Allgemeinzustand hatte sich merklich verschlechtert. Positiv war lediglich, daß er die künstliche Nahrung, die ihm über einen feinen Schlauch von außen in den oberen Dünndarm eingeführt wurde, bei sich behielt und somit die Chance bestand, daß er wieder zu Kräften kam.

Was sich jetzt am Bett von Schröder ereignete, veränderte alles. Schröder wartete, bis sich der Chirurg gesetzt hatte:

«Sie haben mir verheimlicht, daß wieder ein Loch im Dünndarm entstanden ist. Es ist alles umsonst. Warten Sie, sagen Sie bitte jetzt nichts.»

Dann legte er seine ziemlich abgemagerte große Hand auf die des Chirurgen, und das war sehr ungewöhnlich, denn Schröder hatte immer versucht, Gefühle zu verbergen. Er hatte jetzt offenbar Mühe, die richtigen Worte zu finden, aber der Chirurg ahnte, daß er sehr lange nachgedacht hatte, als er fortfuhr:

«Wir sollten jetzt mit all dem Schluß machen. Machen Sie bitte nichts mehr. Wissen Sie, wie das ist, wenn man Schmerzen hat, wenn es immer so schrecklich riecht, wenn einem zum Brechen ist, wenn man immerzu daran denkt, daß es wirklich und wahrhaftig zu Ende geht?»

Schröder glaubte nun endgültig nicht mehr an eine Heilung, und er wünschte sich zum ersten Mal, sterben zu können.

«Wissen Sie, Schröder, daß ich es einfach nicht aufgeben kann? Ich kann es nicht. Es ist immer noch nicht verloren.»

«Doch, Doktor, ich bin ziemlich sicher, daß es so ist, es geht langsam ans Sterben.»

Dann hat er sich auf einmal aufgesetzt und gesagt:

«Sie sollten mir eine Spritze geben, wenn Sie endlich einsehen, daß es nichts mehr wird. Sie sollten es mir versprechen.»

In solchen Augenblicken kann man nicht mehr überlegen, was man antworten soll. Der Chirurg hatte soviel Vertrauen selten erlebt. Es hatte ihn noch nie ein Kranker gebeten, ihn zu töten. Noch nicht ein einziges Mal. Er sagte:

«Ich verspreche es Ihnen.»

Dann haben sie lange nichts mehr gesprochen. Da dieser eine

große Augenblick nun so schnell vorüber war, begann der Chirurg sich zu fürchten, denn er glaubte, zu viel versprochen zu haben.

«Halten Sie noch etwas durch. Ich glaube fest an den Erfolg. Ich weiß, daß es gelingen kann. Die Komplikation ist nicht wesentlich, wir haben alles mit der Spülung im Griff, wir können Sie über den Dünndarm ernähren, weil unterhalb des Loches die künstliche Nahrung einläuft.»

Er war sich dessen bewußt, daß er Schröder nicht mehr objektiv und sachlich informierte. Er war im Begriffe, ihm Mut zu machen mit unrealistischen Voraussagen, um ihn zu retten und um sein Ziel zu erreichen.

Vier Tage nach dem Gespräch mußte der Chirurg den Bauch zum zehnten Mal öffnen, und er hatte Schröder bis in den Vorbereitungsraum begleitet. Er stand neben der Trage, als die Anästhesisten die Narkose einleiteten.

Von Anfang an spürte er ihren Widerstand. Sie konnten es nicht mehr ansehen, weder der Anästhesist noch einige der Schwestern.

Vom Waschraum aus konnte der Chirurg beobachten, wie sie den Mann in den Saal fuhren, den fahrbaren Tisch auf der Lenksäule festmachten und wie dabei der Kopf schlaff zur Seite fiel. Vom Waschbecken aus konnte er das Gesicht mit den eingefallenen Wangen sehen und das Weiße in den Augen, die von den Lidern halb bedeckt waren. Er sah, wie der Mund geöffnet war, weil der Kiefer abgesunken war. Die beiden Schwestern, die zusahen, wie der Anästhesist den Tubus in die Luftröhre einführte, betrachteten den nackten Körper von Schröder und schüttelten den Kopf. Sie blickten zu dem Chirurgen im Waschraum, sie flüsterten miteinander, damit er es nicht hören konnte. Er glaubte zu wissen, was sie sprachen. Vermutlich sagten sie, daß er endlich mit dieser Quälerei aufhören solle, und dann hörte er die Worte doch, weil sie erregt waren:

«Warum ist er so verbohrt? Er kann doch nicht im Ernst

glauben, daß der Mann das schafft. Das müßte er doch sehen als ein erfahrener Chirurg.»

Als er das hörte, wollte er so, wie er war, mit eingeseiften Händen und Armen, in den Saal laufen und sie zur Rede stellen, aber er tat es nicht, weil er wußte, daß es keinen Zweck hatte und daß er ganz allein war und niemand ihm helfen konnte.

Als er den Reißverschluß geöffnet hatte, quoll ihm nicht wie sonst der aufgeblähte Dünndarm entgegen. Offensichtlich gab es keinerlei Passagehindernis mehr. Er sah die Muskelbewegungen des Darmes. Behutsam holte er die Darmschlingen aus dem Bauch und legte sie auf feuchtwarme Tücher, die ihm der Assistent entgegenhielt. Schlinge für Schlinge wurde entfaltet. Lediglich zwischen zwei von ihnen entdeckte er abgekapseltes, trübes Sekret. Diesen Bereich hatte die Dauerspülung offenbar nicht erreicht. Der Verdacht auf eine Dünndarmfistel bestätigte sich nicht. Die Ränder der großen Bauchwunde, an die der Reißverschluß angenäht war, erschienen völlig reizlos.

Niemand von den Anwesenden sah, wie der Chirurg seine Hand auf die Darmschlingen legte. Einen Augenblick lang blieb die Hand dort liegen. Sie bewegten sich unter seiner Hand ganz normal. Es gab nirgends den Hinweis für neue Verklebungen. An keiner Stelle fanden sich Abszesse. Er wußte jetzt, daß es gelingen konnte, aber er wollte sich dieser Vorahnung von Glück nicht länger hingeben. Es war so, als ob ein Vogel über ihn hinweggeflogen war, der einen sehr kleinen Schatten wirft.

Dann beugte er sich über den Narkoseschirm und fragte:

«Alles in Ordnung?»

«Soweit, ja», sagte der Anästhesist. Er meinte die Narkose und den Kreislauf. Er sprach nur vom Kreislauf, nicht von der Bauchfellentzündung. Der Anästhesist war sein Freund. Auch er war wie die anderen der Meinung, daß das alles keinen Sinn mehr hatte. Aber er hatte jahrelang mit ihm zusammengearbeitet, und er wollte ihn nicht verunsichern.

Der Befund des Bauches und die Blutwerte, welche für eine allmähliche Normalisierung aller Organfunktionen sprachen,
standen in einem scheinbaren Widerspruch zum Befinden von
Schröder. Am Tage nach der Operation war er so geschwächt,
daß ihm das Sprechen schwerfiel. Er hatte Mühe, Worte zu finden und sie auszusprechen, und er machte zwischen den Sätzen
lange Pausen. Er war mit dem Chirurgen wiederum allein in der
Box.

«Ich kann nicht mehr. Ich habe so starke Schmerzen im
Bauch. Es stinkt so unter meiner Bettdecke. Meine Frau hat
geweint.»

Der Chirurg sagte nichts. Er schlug die Bettdecke zurück und
horchte den Bauch ab. Dabei hörte er nicht klingende Darmgeräusche wie bei einem Verschluß, sondern ganz normale Peristaltik. Der Leib war weich.

Er hätte sich nach drei Minuten mit diesem Befund zufriedengeben können, aber er hielt die Muschel des Stethoskops weiter
auf die Bauchdecke. Er wollte diese normalen Darmgeräusche
immer wieder hören. Es gab nicht den geringsten Zweifel, daß
Schröder auf dem Wege der Besserung war. Dennoch gab es
noch keine Gewißheit, daß er es wirklich schaffen würde.

«Ich kann nicht mehr, Doktor. Tun Sie es bitte, Sie haben es
mir versprochen, tun Sie es heute nacht.»

«Sie sind auf dem Wege der Besserung, Schröder», sagte der
Chirurg.

Schröder drehte den Kopf zur Seite. In seinem faltigen Gesicht
war eine Grimasse, die keine war. Er kämpfte mit den Tränen.
In diesem Augenblick schien sich Schröder von seinem Chirurgen zu entfernen, weil er ihm endgültig keinen Glauben mehr
schenkte.

Der Chirurg spürte es, aber er wußte, daß er weitermachen
mußte. Es gab keine Alternative. Er dachte keinen Augenblick
an Euthanasie, aber er war wie erstarrt, weil es das erste Mal in
seinem Leben war, daß ihn ein Mann bat, ihn zu töten. Der
Chirurg war vierzig Jahre alt.

In den Zweigen der hohen Bäume befand sich ein Vogelnest. Vom Bett in der Intensivstation aus konnte man das Nest selbst nicht sehen, wohl aber die Vögel, welche hin und her flogen. Bei genauer Betrachtung konnte man sogar aus der Entfernung erkennen, daß sie etwas im Schnabel hatten.

«Es sind Amseln», sagte Schröder, «sie bringen Futter. Sie kommen alle fünf Minuten. Ich habe die Zeit gestoppt.»

Der Chirurg sah eine Amsel im Anflug und blickte auf seine Uhr.

Schröder hatte zweimal normalen Stuhlgang gehabt und seit kurzem drei kleine Mahlzeiten zu sich genommen. Der Reißverschluß war vier Tage zuvor entfernt und die Wunde verschlossen worden.

Der Chirurg versuchte sich zu erinnern, wann er das alles schon einmal erlebt hatte, aber es gab keine zwei Male, es war immer wieder ganz anders.

Er wollte etwas zu Schröder sagen, von dem, was sie beide erlebt hatten, aber er konnte es nicht. Darum sagte er nur:

«Es waren nicht fünf Minuten, sondern vier.»

«Sie müssen öfters zählen und dann den Mittelwert nehmen», sagte Schröder. Dann zeigte er auf den Nachttisch. Ein Körbchen stand da, eingepackt in Seidenpapier.

«Das müssen Sie mitnehmen, Doktor. Das hat der Feldwebel für Sie gebacken.»

Der Fall M.

M. ist wegen eines Karzinoms des Magens am Übergang zur Speiseröhre operiert worden. Die mikroskopische Untersuchung ergibt, daß sich der Tumor trotz der sehr ausgedehnten Resektion des Magens und der angrenzenden Gewebe weit über die Grenzen der Magenwand bis in entferntere Lymphknoten ausgebreitet hat. Damit ist das Schicksal des Mannes besiegelt. Bei der Entlassung aus dem Krankenhaus hat er sich relativ wohl gefühlt. Nun, nach fünf Wochen, kommt er erneut zur Aufnahme.

M. klagt über zunehmende Schmerzen im Rücken, die nachts oft unerträglich sind, über Übelkeit und Schluckbeschwerden.

Er ist 55 Jahre alt. Er hat in der Nachbarstadt vor einigen Jahren eine zahnärztliche Praxis aufgemacht.

Die Magenspiegelung bestätigt den Verdacht, daß im Bereich des Ersatzmagens eine Einengung besteht. Der Tumor ist hier also weitergewachsen, und die Computertomographie zeigte ausgedehnte tumoröse Lymphknotenpakete entlang der Wirbelsäule sowie zahlreiche Metastasen in der Leber. Diese multiplen Metastasen werden vermutlich in Kürze zum Dünndarmileus führen.

15. Januar
Gespräch mit Frau M. in meinem Zimmer. Das Gespräch dauert sehr lange. Jetzt weiß sie, daß es für ihren Mann hoffnungslos ist.

Sie weint nicht. Später will sie wissen, wie lange es noch dauern könnte.

«Wie lange wird er sich so quälen müssen?» fragt sie.

«Ich weiß es nicht, vermutlich Wochen.»

Wir haben ihn in ein Einzelzimmer gelegt, damit seine Frau neben ihm schlafen kann.

Als ich später das Krankenzimmer betrete, sitzt er aufrecht auf der Bettkante und blickt zum Fenster. Sein bloßer Rücken unter dem leicht geöffneten Flügelhemd ist mir zugewandt. Er ist sehr mager. Die Vorsprünge der Wirbelsäule und die Rippen sind erkennbar. Er zittert, nicht sehr stark, aber es ist doch deutlich. Er wendet sich mir zu, blickt mich an, und ich weiß jetzt, daß er große Angst hat. Es gibt keinen Zweifel, daß er auch an Metastasen denkt.

Ich muß seinen Bauch abtasten. Er legt sich auf das Bett und zieht das Hemd hoch. Die Bauchwand ist an einer umschriebenen Stelle vorgewölbt. Es ist kaum zu erkennen, aber dennoch ein untrügliches Zeichen für Metastasen in der Bauchwand.

Sie steht abseits und sieht zum Fenster hinaus.

Was wird das für eine Nacht? Dunkelheit, angefüllt mit Erinnerungen. Im Nebenbett der Mann, den man liebhat und der so bald sterben wird.

16. Januar

Visite. Seine Frau steht neben dem Bett, hält seine Hand. Ihr Blick zu mir – Einverständnis.

Er: «Was war es?» Er will nun alles über die Untersuchungsergebnisse wissen.

Ich: «Eine Einengung des Dünndarmtransplantates, so wie wir es vorausgesehen haben. Sie sollten jetzt weiterschlafen.»

Ich habe ihm bewußt verheimlicht, daß die Ursache dieser Einengung metastatische Lymphknoten sind, die von außen den Darm umschnüren. Ich werde es ihm zu einem späteren Zeitpunkt sagen.

Auf dem Gang vor dem Zimmer spreche ich mit Frau M. über Testament, Rechtsanwalt, Anteil der Kinder, Verkauf der Praxis.

Er ist vor wenigen Jahren aus der DDR geflohen, und erst dann hat er mit dem Studium begonnen.

19. Januar

Frau M. hat mich gestern gebeten, ihm in ihrem Beisein die volle Wahrheit zu sagen. Am Abend hat sie es dann selbst getan. Jetzt weiß er also, daß er bald sterben wird.

Sie hat wieder im Bett neben ihm geschlafen. Die Betten stehen jetzt sehr nahe zusammen, so daß sie sich im Liegen mit den Händen berühren können.

Das Krankenzimmer heute morgen ist sehr hell und sonnig. Ein blaßblauer Winterhimmel im Fensterviereck. Es ist Schnee gefallen.

Sie liest einen Krimi.

Vermutlich hat er heute morgen als erstes ans Sterben gedacht. Wie konnte es anders sein. Es ist doch der erste Tag, an dem er mit dieser Gewißheit aufgewacht ist, daß der Tumor weitergewachsen ist und daß es nunmehr hoffnungslos ist. Vermutlich wird es ihm von jetzt an beim Erwachen immer von neuem bewußt werden. Jeden Morgen wird er daran denken.

M. ist sehr blaß, er schwitzt. Er hat Novalgin und Wadenwickel bekommen, weil die Morgentemperatur auf 39 Grad gestiegen ist.

Ich stelle mir sein Totengesicht vor. Ich sehe es sogar deutlich vor mir.

Er sitzt aufrecht im Bett. Er sagt:

«Ich danke Ihnen, daß sie es meiner Frau gesagt haben.»

«Ich wollte es Ihnen heute selber sagen. Damals habe ich davon gesprochen, daß der Tumor im Gesunden resiziert wurde.»

«Ja.»

«Damit habe ich die Resektionsränder gemeint. Sie waren auch histologisch frei.»

«Ja.»

«Aber es gab zwei metastatische Lymphknoten und eine Lymphangiose. Das habe ich fünf Tage nach der Operation erfahren, und ich habe es Ihnen zunächst verheimlicht.»

Er macht eine Gebärde. Das soll wohl heißen: Gib dir keine Mühe, es ist jetzt wirklich belanglos.

«Können Sie mir etwas über den weiteren Verlauf sagen?» fragt er sachlich und mit ruhiger Stimme, als ob es nicht um den eigenen Tod ginge.

Sie sitzt jetzt auf dem Bettrand und hält immer noch seine Hand.

«Man kann es nicht voraussagen. Es hängt vermutlich davon ab, ob sich ein Dünndarmileus entwickelt.»

«Und wenn es zum Ileus kommt, dann kann man nicht mehr operieren.» Das ist keine Frage, sondern eine Feststellung.

«Man könnte operieren, aber das wäre dann wohl sinnlos.»

«Ja, ich wußte es», sagt er, «es gibt noch sehr viel zu entscheiden.»

Keiner von uns sagt während zweier, dreier Minuten ein Wort. Das kann peinlich sein. Manchmal ist es der Anfang eines Gespräches.

«Ich weiß, daß es kaum möglich ist, jemanden in dieser Situation zu trösten», sage ich.

Er nickt, und es scheint so, als wüßte er nicht, wie ich das meine. Vermutlich sind das Worte, die man kaum je von einem anderen hört.

«Sterben und Tod sind nicht zu begreifen.» Er hat das ganz ruhig gesagt, aber jetzt kämpft er mit den Tränen. Es ist zum Weinen. Ich spüre große Zuneigung zu ihm.

Sie mögen wohl denken: Er hat gut reden, wenn er von Trösten spricht. Er ist gesund, er ist noch nicht dran, und es ist ihm noch alles geschenkt.

Sie sehen mich beide nachdenklich an und sagen nichts. Was sollten sie auch sagen, und ich denke, daß ich nicht hätte von Trösten reden sollen. Es war zu persönlich.

21. Januar

«Glauben Sie, daß ich noch einmal nach Hause komme?» fragt mich M. heute.

«Ja, ich hoffe es.»

«Ich muß noch sehr viel regeln», fährt er fort, «Sie müssen

wissen, daß ich erst vor fünf Jahren angefangen habe, richtig zu verdienen. Wir haben zwei noch nicht erwachsene Töchter.»

«Ich weiß. Ihre Frau hat es mir erzählt.»

«Ich muß meine Praxis verkaufen.»

Ob er das sofort in den nächsten Tagen regeln müsse oder ob er noch etwas Zeit habe, will er wissen.

«Sie sollten es sofort regeln.»

Jetzt kämpft er wieder mit den Tränen.

Wieder überlegt er.

Ich warte.

«Bitte nicht verlängern, wenn es soweit ist.» Das ist eine ganz konkrete Bitte um Euthanasie gewesen. So wie er es ausgesprochen hat, könnte man es fast als eine flehentliche Bitte bezeichnen.

22. Januar

Heute nachmittag hat Frau M. eine alte silberne Uhr gebracht. Sie steht jetzt auf seinem Nachttisch. Wenn wir nicht miteinander sprechen, dann kann man die Uhr ticken hören. Sie ist etwa zwanzig Zentimeter lang und ebenso breit und hat ein Zifferblatt mit geschnörkelten, altertümlichen Zahlen. Auf ihrer Rückseite befindet sich ein runder Deckel, den man abnimmt, wenn man die Uhr aufzieht. Hinter diesem Deckel wird der Schlüssel zum Aufziehen aufbewahrt.

24. Januar

Die Schmerzen im Rücken nehmen zu. Wir geben ihm starke Schmerzmittel. Die Übelkeit ist besonders quälend. Er bekommt das Übliche, aber wir haben es noch nicht richtig im Griff.

Bevor ich nach Hause gehe, besuche ich ihn noch einmal. Seine Frau hat das Zimmer offenbar für kurze Zeit verlassen.

«Sie sagen immer Kollege zu mir», sage ich, «das ist so förmlich.»

«Für die Zeit, die mir noch bleibt, werde ich es mir abgewöhnen.»

«Was kommt nach dem Tode?» fragt er. Das kommt völlig

unvermittelt. Ich bin nicht darauf vorbereitet. Darum kann ich nicht sofort antworten.

Wir schweigen und sehen uns an.

Die Uhr tickt sehr vernehmlich, lauter als sonst, wie mir scheint.

Ich kann mich nicht mehr im einzelnen erinnern, wie wir auf das Christsein kamen, das Gespräch liegt Stunden zurück, aber ich weiß, daß es richtig war, zu sagen, daß Christen an die Auferstehung glauben und daß ich es auch glaube und daß dann alles vermutlich sehr viel leichter sei.

«Wegen der Hoffnung ist es leichter, es gibt eine sichere Zusage im Neuen Testament.»

Er hat nicht gesagt, er sei ein Christ und glaube daran. Er hat mich nur immer angesehen, und dann überlegt er sehr lange und sagt:

«Ich weiß nie, ob das wirklich Glauben ist, aber ich meine, daß ich auch glaube. Ja, aber ich habe das alles nie richtig praktiziert, ich meine das mit der Kirche.» Nach einer Pause fährt er fort:

«Wenn das eintritt, was Sie sagen, ich meine der Dünndarmileus, werden Sie mir dann helfen?» Er verwendet das Wort «helfen», er spricht nicht direkt von Euthanasie, schließlich kann man ja auch nicht sagen: Bring mich bitte um, wenn es soweit ist.

«Ich verspreche es Ihnen.»

«Es wäre dann nur noch eine Formsache», ergänzt er, «eine Technik.»

26. Januar

M. hat gut geschlafen. Wiederum sitzt seine Frau im sehr engen Gang zwischen den beiden Betten auf einem Hocker. Als ich hereinkomme, legt sie das Buch weg, in dem sie soeben gelesen hat. Ein Krimi? Es sieht so aus, als schäme sie sich, daß sie darin gelesen hat.

Sie hat ein großes Poster mit Klebestreifen an der Wand gegenüber seinem Bett fixiert. Darauf ist ihr Garten abgebildet. Darunter hängt die Zeichnung der kleinen Tochter. Ein Haus

185

mit einem hohen Schornstein, aus dem eine Rauchwolke auf-
steigt, eine große, gelbe Sonne mit weit auf die Erde reichenden,
geraden Strahlen, grüne Wiesen und Bäume; sie haben breite,
braune Stämme und große, grüne Kugeln, in denen rote Tupfen
hängen. Es sind Apfelbäume. Seit zwei Tagen steht eine Foto-
grafie seiner Frau und den beiden Kindern neben der Uhr auf
dem Nachttisch.

Die Fotos und die Apfelbäume – Geheimzeichen an der
Wand. Auch die Uhr gehört dazu.

Wir sprechen vom Abführen. Nein, wir müssen deswegen
nichts unternehmen, sage ich. Es kommt ganz von selber.

«Und was halten Sie vom Aufstehen?» fragt er.

Ich habe den Eindruck, als ob er gerne wieder zu Kräften
kommen will, ein absurder Wunsch, wo er doch weiß, daß er
sterben muß. Wir geben ihm so viel Schmerzmittel, daß er zumindest stundenweise weitgehend schmerzfrei ist. Entscheidend
an dieser Schmerztherapie ist, daß eine kontinuierliche Wirkung
erzielt wird.

«Wollen Sie denn aufstehen?» frage ich.

«Nein, eigentlich nicht. Ich dachte nur, es wäre vielleicht gut,
wenn ich es täte.»

Warum will er aufstehen? Um schneller gesund zu werden?
Was treibt ihn zu dieser Frage?

«Also, ich bin der Meinung, daß Sie tun sollten, was Sie wirklich wollen. Bleiben Sie liegen, wenn das Aufstehen eine Last ist.»

«Ich wollte es nur wissen.»

28. Januar

Seit unserem ersten Gespräch über die vermutlichen Komplikationen, die abrupt zum Tode führen können, spricht er heute
zum ersten Mal wieder konkret darüber. Seine Frau ist nicht im
Zimmer. Was kommt als Todesursache in Frage: der Dünndarmileus, eine Blutung aus dem Tumor in den Magen oder in die
Speiseröhre, Lebermetastasen, eine Lungenentzündung, ein Nie-
renversagen? Ich verheimliche ihm, daß Lungenmetastasen mit

Atemnot bei diesem ungewöhnlich raschen Verlauf ebenfalls als Todesursache in Betracht kommen.

Das Gespräch verläuft wie ein wissenschaftliches Kolloquium über die Klinik des metastasierenden intestinalen Tumors. Eine sachliche, nüchterne Diskussion, keine Gedankenspiele über etwas, das irgendwann einmal eintreten kann.

Ich denke, ich höre nicht recht, als er sagt:

«Ich glaube, Sie werden aufatmen, wenn es vorbei ist.» Es kommt mir so vor, als ob er lächelt.

«Das wird für Sie sein wie eine Befreiung.»

Ich schüttelte den Kopf. Ich weiß wirklich nicht, was ich sagen soll.

3. Februar

M. hat trotz der entlastenden Sonde erbrochen und leidet unter starker Übelkeit. Die Schmerzen sind nunmehr nur noch mit hohen Dosen von Schmerzmitteln zu beherrschen, die über eine Infusion kontinuierlich in eine Vene einlaufen. Er erhält seit heute morgen zusätzlich starke Beruhigungsmittel bei Bedarf. Damit können wir die Übelkeit einigermaßen beherrschen.

Die Quälerei hat ihren Höhepunkt erreicht. Es ist bereits eine Gewöhnung an die Medikamente eingetreten. Es besteht kein Zweifel, daß wir uns längst im so viel diskutierten Grenzbereich zwischen passiver und aktiver Euthanasie befinden. Die öffentlichen Diskussionen über dieses Thema kommen einem lächerlich vor, als akademische Akrobatik, weit ab von der Wirklichkeit. Es gibt doch gar keine andere Möglichkeit ärztlicher Hilfe. Man muß es tun. Man hat keine andere Wahl.

Er will nicht mehr nach Hause, ein untrügliches Zeichen dafür, daß er keinen wirklichen Lebenswillen mehr hat.

«Ich weiß, daß ich hier in den besten Händen bin», sagt er, «und wer weiß, ob mein Hausarzt das Notwendige tun kann?» Meint er die aktive Euthanasie? Ich weiß nicht, ob selbst ein so aufgeklärter Kranker wie M. realisiert, daß er vermutlich in den kommenden drei bis vier Wochen sterben wird.

8. Februar

Gespräch mit Frau M. im Stationszimmer.

«Ich glaube wirklich, daß Sie einmal einen ganzen Tag nach Hause sollten. Sie sind seit drei Wochen bis auf kleine Unterbrechungen am Bett Ihres Mannes. Sie müssen einmal hier heraus. Ich werde dafür sorgen, daß eine Schwester stundenweise bei ihm sein wird.»

«Nein, bitte nicht. Er hat mir vor zwei Tagen gesagt: ‹Ich möchte nur dich. Wenn du da bist, kann ich weinen.›»

«Weint er denn? Ich habe ihn nie weinen gesehen.»

«Ja, er weint.»

«Ich glaube, er weint, weil er wie wir alle Sterben nicht begreifen kann, weil es so unbegreiflich ist, daß man unwiderruflich Abschied nehmen muß.»

«Ja, ich glaube, Sie haben recht.»

Sie nickt. Dann zögert sie, weiterzusprechen. Offenbar ist sie unschlüssig, mir etwas Wichtiges mitzuteilen, aber dann sagt sie es:

«Er wehrt sich manchmal gegen die hohe Dosierung der Schmerz- und Beruhigungsmittel. Er hat Angst davor, daß er zum Schluß nicht mehr klar denken kann. Manchmal möchte er den Tropf abstellen, aber er traut sich nicht, es Ihnen zu sagen.»

«Aber ich habe doch diese Therapie in allen Einzelheiten mit ihm besprochen, und er weiß, daß er die Schmerzen ohne die Mittel nicht ertragen kann.»

«Ich weiß, aber er fürchtet sich dennoch davor, nicht mehr klar denken zu können.»

12. Februar

Die Schluckbeschwerden bei M. nehmen zu. Es ist abzusehen, daß der Tumor in Kürze den Eingang zum Ersatzmagen verschließen wird. Dann kann er nichts mehr zu sich nehmen. Nicht einmal den eigenen Speichel wird er dann herunterschlukken können.

Wenn ich abends das Zimmer betrete, will M. sich mit Gewalt

wach halten. Er ist bemüht, ein Gespräch mit mir zu führen. Tut er das aus Rücksicht? Ist das seine übergroße Bescheidenheit, oder freut er sich immer noch, wenn ich komme?

18. Februar
Die Metastasen in der Bauchwand wachsen zusehends. Wenn ich den Bauch abtaste, versuche ich ihn abzulenken. Es muß ekelerregend sein, zu spüren oder gar zu fühlen, wie der Krebs in einem wächst. Ich weiß nicht, ob er sich selbst abtastet. Er spricht mich nie darauf an. Sonographisch sind deutlich Lebermetastasen zu sehen. Er fragt nicht nach weiteren Details, will es wohl auch nicht wissen.

20. Februar
Besuch am Abend. Er befreit sich mühsam aus seiner leichten Benommenheit. Es dauert Minuten, bis er klar nachdenken und sprechen kann.

Er hat mich gefragt, ob ich daran glaube, daß Gebete erhört werden.

Auf einmal diese klare Frage. Er erwacht wie aus einer Bewußtlosigkeit und stellt eine solche Frage.

Ich habe ihm gesagt, daß ich daran glaube, daß man darum beten könne, Kraft zu bekommen, mit Verzweiflungen fertig zu werden. Ich sage:

«Ich glaube das.»

«Ich weiß, daß Sie das glauben», antwortet er.

Das soll doch vermutlich so viel heißen als: Ich weiß, daß du daran glaubst, aber ich kann es nicht oder noch nicht.

Später frage ich Frau M. im Arztzimmer:

«Erzählen Sie sich etwas, wenn Sie den ganzen Tag nebeneinander sind? Sprechen Sie zusammen?»

«Bis vor zehn Tagen ging es noch ganz gut, aber jetzt schläft er fast den ganzen Tag.»

Also sitzt sie lesend an seinem Bett, beschäftigt sich mit ihrem Buch, und immer, wenn er versucht, sich aufzusetzen, wenn er erbricht, dann wird sie aufgeschreckt, versucht zu helfen mit irgendwelchen Handreichungen, und dann erinnert sie sich, daß er vermutlich in wenigen Tagen sterben muß.

23. Februar
Wir haben die Lunge geröntgt. Ich habe ihm verheimlicht, daß beide Lungen voller Metastasen sind. Selten habe ich einen so rasanten Verlauf innerhalb weniger Wochen erlebt. Ich wünschte, er würde einen Darmverschluß bekommen, bevor ihn die Lungenmetastasen ersticken.

Ich warte täglich auf seine Bitte, daß ich das alles beenden soll. Schließlich hat er es doch am Anfang deutlich ausgesprochen. Vielleicht ist er jetzt bereits zu schwach, solche Entscheidungen zu fällen. Und was geschieht, wenn er nicht mehr schlucken kann, wenn er selbst den Schleim in der Mundhöhle nicht mehr herunterbekommt? Man könnte eine Kunststoffprothese einlegen, aber den relativ kleinen Eingriff würde er nicht mehr überstehen. Auch eine vorsichtige endoskopische Aufdehnung käme in Frage.

Die Schluckbeschwerden könnten gemildert werden, wenn die Sekretion in der Mundhöhle und in der Speiseröhrenschleimhaut gedrosselt würde. Das Medikament kostet täglich mehrere hundert Mark.

Wiederum eine Verlängerung der Qualen. Gibt es überhaupt ein Kriterium dafür, wann die Qualen unerträglich werden? Wird also irgendwann der Augenblick kommen, wo er mich an mein Versprechen erinnert?

27. Februar
Heute morgen will er trotz einer sehr schlechten Nacht keine Beruhigungsmittel mehr. Er verlangt das fast befehlend, aber als er sieht, daß ich zögere zu antworten, fügt er hinzu:

«Aber, wenn Sie es für richtig halten?»

«Nein, wir lassen es weg, wenn Sie wach bleiben wollen. Nur, wenn die Übelkeit wieder kommt und das Würgen ...»

«Ja, dann ja.»

Er hat es unlängst ganz mir überlassen, wie und in welcher Dosierung ich die Infusionen ansetze. Ich könnte also die Dosierung erhöhen, habe aber den Eindruck, daß er seinen Geist wach halten will, vielleicht deswegen, weil er einen wichtigen Besuch erwartet. Es geht um das Testament und um den Verkauf der Praxis.

Er hat gestern zu mir gesagt, daß er von allen Freunden Abschied genommen hat.

Sterben ist unbegreiflich.

1. März

Als ich eintrete, sitzt er auf der Bettkante und beugt sich über eine Schale. Er würgt. Durch das dünne Nachthemd sehe ich die Zuckungen des Bauchs. Er kann durch einen Fingerdruck auf den Kehlkopf das Herauswürgen provozieren. Es ist kein Erbrechen, es ist so, als würde er den ganzen Tumor herauspressen wollen, und dann geschieht etwas, was ich schon lange erwartet habe: Er erbricht Blut. Es ist nicht viel, aber wenn der Tumor nunmehr zu bluten anfängt, dann wäre das möglicherweise der Anfang eines gnädigen Todes. Der Blutverlust könnte ihn langsam und schmerzlos töten.

Er hat sehr dünne Kinderbeine. Früher soll er sehr kräftig gewesen sein. Die weißen Haare sind am Hinterkopf verklebt.

Seine Frau steht neben ihm, hält mit der rechten Hand die Schale, in die er hineinwürgt, mit dem linken Arm stützt sie ihn. Er droht, vornüber zu kippen.

Wir betten ihn gemeinsam. Sie hat das Kissen aufgeschüttelt. Er liegt völlig erschöpft mit geschlossenen Augen.

Wir haben seit Tagen, eigentlich seit Wochen nicht mehr über den Tod gesprochen. Einmal, ganz am Anfang, habe ich von Auferstehung gesprochen. Ob M. überhaupt noch denken kann? Wird man überhaupt noch über die letzten Dinge miteinander reden können? Er wird zunehmend somnolenter. Ich warte auf ein Zeichen.

Man kann nicht wochenlang mit Tod und Sterben konfrontiert leben. Auch die Mönche auf dem Berg Athos können nur stundenweise in ihrer Stille meditieren.

Wie völlig unverständlich ist das Theoretisieren über die sogenannte Begleitung des Sterbenden. Was für eine Floskel. Wer kann denn einen Sterbenden begleiten? Patienten wie M. sterben langsam, verdämmern, wenn ihre Kräfte erschöpft sind, was freilich nicht ausschließt, daß noch Augenblicke kommen, in denen das Bewußtsein wieder erwacht. Begleitung kann dann nicht mehr aus Gesprächen bestehen, sondern aus Handreichungen, Berührungen oder vielleicht aus Gebeten.

3. März

Ein Krankenpfleger auf der Station kommt zu mir.

«Man kann das alles nicht mehr mit ansehen», klagt er. «Wir alle auf der Station können es nicht, Chef. Heute ist die Frau zu mir gekommen. Sie fragt, ob man nicht auch am Tage mehr Beruhigungsmittel geben soll, weil er sich doch so quälen muß mit dem Würgen. Ich könne das ja nicht entscheiden, entgegne ich ihr. Sie weiß das. Ich glaube, sie hat Angst, daß alle denken würden, daß sie es beschleunigen wolle. Chef, das ist eine fabelhafte Frau. Seit Wochen sitzt sie Tag und Nacht an seinem Bett.»

Ich habe nachmittags einen Blumenstrauß gekauft. Ich bin froh, daß mich niemand mit diesem Strauß sieht, fahre allein hinauf auf die Station. Das Zimmer befindet sich gegenüber dem Aufzug. Niemand hat mich gesehen.

Als ich eintrete, schläft er. Einen kurzen Augenblick lang bleibe ich an der Tür stehen. Ich höre die Uhr ticken. Ich sehe die Apfelbäume mit den roten Kugeln.

Frau M. steht auf, ich sehe die Freude und Überraschung in ihrem Gesicht. Auf dem Bett hat sie irgendwelche Papiere oder Briefe ausgebreitet. Ich sehe undeutlich Fotografien. Ich wickle umständlich die Blumen aus dem Papier. Sie geht auf mich zu, steht mir gegenüber. Sie wird rot im Gesicht. Als ich ihr die Blumen gebe, kämpft sie mit den Tränen. Dann hält sie die Blumen in ihrem linken Arm. Umständlich ziehe ich den Brief aus meiner Kitteltasche, den ich an sie und an ihn geschrieben habe; nur einige Worte stehen darauf, irgend etwas über Hoffnung. Ich überreiche ihn ihr ziemlich ungeschickt. Sie legt den rechten Arm um meinen Hals, zieht meinen Kopf zu sich heran und weint.

6. März
Die übliche Situation. Die kleine Leselampe, durch eine Zeitung etwas abgedunkelt, so daß sein Gesicht im Schatten verbleibt. Sie auf dem kleinen Schemel zwischen den beiden Betten. Gedämpftes Licht fällt schwach auf die Zeichnungen an der gegenüberliegenden Wand. Die Apfelbäume leuchten, während der Garten auf dem Poster sich im Dunkel verbirgt.

Die Uhr tickt. Sie hat die Uhr von seinem Nachttisch weggenommen und auf den kleinen Tisch an der gegenüberliegenden Seite des Bettes gestellt. Ich weiß nicht, warum sie es getan hat. Vielleicht stört ihn das Ticken, wenn es ganz ruhig im Zimmer ist.

Auf der Bettdecke liegen zwei Krimis.

Tiefe Schatten liegen in den Augenhöhlen und um Nase und Backenknochen von M. Dennoch erscheinen die Konturen weich. Sie gehen ineinander über im Halbdunkel. Er ist erschöpft.

Sie entfernt die Zeitung. Jetzt sehe ich, daß sein Blick zurückgezogen ist hinter halbgeschlossenen Lidern. Er befindet sich auf einer anderen Ebene als wir beide, die ihn betrachten. Er öffnet die Augen, ist offenbar sehr bemüht, sich auf die Gegenwart zu konzentrieren.

Wieder meine Frage, aus welcher Tiefe er da aufgetaucht ist und ob diese Tiefe nicht bereits ein erlöschendes Bewußtsein ist.

Ich setze mich auf die Bettkante.

Er erwacht. Ich will wissen, wie der Tag war.

«Gut.»

«Und das Würgen und Erbrechen?»

«Weniger als gestern, wesentlich weniger.»

Auch die Nacht sei gut gewesen. Er habe tief geschlafen.

Es entsteht eine Pause.

Was denken sie, wenn sie im Halbschlaf liegen? Oder träumen sie? Das Wort «Träumen» ist falsch gewählt. Ich weiß doch, daß das kein Träumen sein kann.

«Ich denke nicht viel nach. Ich weiß nicht, ob ich träume, ich glaube, daß ich träume, aber ich weiß nicht, was ich geträumt habe. Ich kann mich nicht erinnern.»

Er erscheint ganz klar, so wie in den ersten Tagen.

«Manchmal spreche ich mit meiner Frau, aber das betrifft nicht mich selber.»

«Sie denken nicht über Ihre jetzige Situation nach?»

«Nein, sehr selten, vorher habe ich darüber nachgedacht, warum es gerade mich trifft.»

Sie schüttelt den Kopf.

Vielleicht will sie ihm widersprechen? Aber sie sagt nichts, hat mich nur angesehen und den Kopf geschüttelt. Vielleicht möchte sie, daß ich ihm helfen soll, mit einem Problem fertig zu werden, das er mir bisher verheimlicht hat, jetzt aber mitteilen möchte. Auf jeden Fall stimmt es nicht, daß er nicht über die jetzige Situation nachdenkt.

Er fängt wieder an:

«Nein, ich denke nicht über mich nach. Es spielt keine Rolle mehr.»

«Ist es so, daß Sie sich immer mehr von den Menschen entfernen, die zu Ihnen gehören oder gehört haben? Ich meine, daß Sie vielleicht zunehmend allein sind?»

Dieser eine Satz hat ihn erregt, er wendet sich im Bett um, vielleicht, um mich besser betrachten zu können.

«Genau so ist es», bestätigt er, «man entfernt sich immer mehr.»

Es ist für mich unbegreiflich, wie er, soeben aus dem Tiefschlaf erwacht und so benommen, jetzt ganz klare Gedanken ausdrücken kann.

Er denkt nach, wie er antworten soll, und wir hören alle drei sehr deutlich das Ticken der Uhr.

Er schließt die Augen und erscheint wiederum entrückt.

Er ist erschöpft. Die Gedanken überlassen es dem Körper, vernünftig zu reagieren. Sie begeben sich in einen anderen Raum, in dem sie ausruhen können.

Auf einmal setzt er sich im Bett auf, läßt die Füße über die Bettkante hängen, und dann fängt es wieder an mit dem schrecklichen Würgen, immer und immer wieder. Er legt sich wieder zurück, ist erschöpft und schließt die Augen. Wir stehen beide neben dem Bett; auch ich als Arzt bin hilflos. Noch einmal würgt es ihn, noch einmal richtet er sich auf. Sie hält die Nierenschale vor seinen Mund, und ich stütze seinen Rücken. Meine Hände spüren und tasten seine Magerkeit, die Rippen, die Rückenwirbel – ein Skelett.

Er kann nicht sterben.

Ich habe wiederum Blut in dem erbrochenen Schleim gesehen.

Selbst nach diesen Anstrengungen ist sein Kreislauf stabil. Dann kommen Schleim und Reste einer sehr kleinen Mahlzeit aus der Speiseröhre. Der Eingang zum Ersatzmagen ist wohl kaum noch passierbar.

Jetzt ist sie aufgestanden und hinausgegangen. Ich weiß nicht, ob sie mich mit ihm allein lassen will.

Ich sitze also an seinem Bett. Wir sprechen nicht. Dann schlägt er die Augen auf und sieht mich sehr eindringlich an. Er ist während des ganzen Gespräches ganz klar bei Bewußtsein.

«Jetzt wächst die Speiseröhre zu», stellt er fest. «Ich werde nicht mehr schlucken können – noch schlechter als jetzt.»

«Ja, ich fürchte.»

«Sie haben mir versprochen, daß Sie mir helfen. Ich glaube, ich kann nicht mehr.»

Ich hätte jetzt ja sagen können. Eigentlich hätte ich es sagen müssen, denn ich habe es versprochen, aber ich spreche das Wort nicht aus. Ich frage ihn, ob er sich von allen verabschiedet hat und ob seine Frau weiß, daß er das von mir erbittet.

«Ja, sie weiß es, oder sie ahnt es. Ich habe ihr nicht gesagt, daß ich heute darum bitten werde.»

«Ich habe es versprochen», sage ich. «Jetzt werde ich Ihnen etwas Starkes zum Schlafen geben, und morgen früh können wir endgültig entscheiden.»

Ich will einfach Zeit gewinnen und sage es mit einer gewissen ärztlichen Autorität.

Dann stehe ich auf, streichle seine Hand und wünsche gute Nacht.

Er richtet sich halb auf, hält meine Hand, will mich für einen Augenblick festhalten.

«Wenn wir uns vorher gekannt hätten, wären wir Freunde geworden, glauben Sie nicht?»

Ich kämpfe mit den Tränen und versuche, es zu verbergen. Ich bleibe noch eine Weile bei ihm.

Während wir miteinander sprechen, fällt mir auf, daß er bereits seit über einer halben Stunde ganz klar ohne die geringsten Anzeichen einer Benommenheit spricht.

Als ich gehe, hebt er die Hand zum Gruß. Das hat er so in den vergangenen Tagen nicht getan. Bevor ich die Tür schließe, sehe ich, wie die Hand kraftlos auf das Bett zurückfällt. Ich gehe in der Dunkelheit nach Hause und spiele alle Möglichkeiten der aktiven Euthanasie durch. Wenn ich es tue, so muß es bis ins letzte geplant sein. Ich weiß, daß die Schwestern auf der Station hinter mir stünden, wenn sie es erführen, aber es würde dennoch durch die ganze Klinik gehen, falls sie es bemerken würden.

Unter den Bäumen im Park bleibe ich stehen. Ich erinnere mich sehr deutlich an jene Frau, die vor Jahren regelrecht an ihren Metastasen in der Lunge erstickt ist. Garbow, der junge, forsche Assistenzarzt hatte Dienst in jener Nacht, und er sagte mir am Morgen, daß sie gestorben sei und daß er nicht vergessen würde, was geschehen sei. Sie habe sich schließlich in ihrer Atemnot auf dem kleinen Teppich vor ihrem Bett gewälzt. Warum er mich nicht gerufen habe, fragte ich ihn, und er antwortete: ‹Was hätte ich denn tun sollen? Ich konnte sie doch nicht umbringen. Hätten Sie es denn getan?› Natürlich hätte ich es getan. Es schien ihm ganz unvorstellbar, es tun zu müssen.

Heute nacht bin ich aufgewacht und nicht mehr eingeschlafen. Ich weiß nicht, ob ich es tun soll.

7. März

Heute ist ein sonniger Morgen. Der Himmel ist wolkenlos. Das Fenster im Zimmer von M. steht weit offen. Er sitzt aufrecht im Bett, vor sich das kleine, aufklappbare Tischchen. Er versucht, etwas Suppe herunterzubekommen.

Die ganze Nacht habe ich darüber nachgedacht, wie ich mein Versprechen einlösen soll. Jetzt sitzt er dort im Bett und begrüßt mich:

«Meinen Sie nicht, daß ich einmal etwas aufstehen sollte? Ich meine, man kann doch wenigstens den Versuch unternehmen, wieder etwas auf die Beine zu kommen.»

Ich finde keine Worte. Alle bisherigen Gespräche erscheinen irreal. Es ist so, als habe das gestrige Gespräch am Abend überhaupt nicht stattgefunden. Es ist nichts zu spüren von seinem Wunsch, erlöst zu werden. Es ist einfach zum Verrücktwerden. Alles, was ich bisher getan habe, alle meine Überlegungen sind in diesem Augenblick gegenstandslos. Er möchte diesen einen Tag erleben mit der Sonne und dem blauen Himmel, der frischen Luft im Zimmer. Nur diesen einen oder auch zwei oder drei Tage noch.

Kein Wort vom Sterben, kein Wort über das, was gestern abend gesagt wurde.

Warum denken wir so viel über Euthanasie nach, wenn jeder Tag, der einigermaßen ohne Schmerzen und Qualen verläuft, ein Glück ist, das man festhalten will? Jeder Tag eine Kostbarkeit. Warum dann diese Diskussionen über Euthanasie? Weil wir noch keine Sterbenden sind, können wir es nicht begreifen.

Also heute keine Betäubungsmittel, allenfalls Schmerzmittel. Nur diesen einen Tag.

Natürlich bemerkt er mein Erstaunen. Vielleicht schämt er

sich sogar seines Sinneswandels. Ich glaube, er weiß, daß das alles völlig irrational ist.

Ich kann nicht schnell genug reagieren, ich kann mich nicht nach dieser fast schlaflosen Nacht völlig umstellen. Sein Verhalten stellt auch für mich so viel in Frage. Alles, was ich zu wissen geglaubt habe, alles, was ich in Diskussionen selbst zum besten gegeben habe, erscheint überholt, jedenfalls in diesem Augenblick. Darum wende ich mich einen Augenblick ab, sehe zum Fenster. Der sonst so unangenehme Geruch um sein Bett ist verschwunden. Das Fenster ist weit geöffnet. Blauer Himmel, einzelne kleine Federwolken, in der Ferne die grünen Hügel.

«Sie halten das nicht für gut», sagt er. Eine schüchterne Frage. Ich drehe mich um. Ich sehe die Apfelbäume und die Wiese.

«Wenn Sie versuchen wollen aufzustehen, dann werden wir Ihnen helfen.»

Eigentlich wollte ich jetzt einwenden: Natürlich können Sie jetzt versuchen aufzustehen, aber das wird nur ein Augenblick sein, eine Illusion. An Ihrem Zustand kann es nichts ändern. Ich kann und darf das nicht sagen, weil ich die Illusion nicht zerstören darf. Also sage ich:

«Wir wollen es versuchen. Ich werde es mit den Schwestern besprechen.»

Ich versuche zu lächeln. An der Tür drehe ich mich um, sehe sein Gesicht. Das Mitleid überfällt mich.

M. hat in diesen Tagen zum ersten Mal Atemnot. Die Lungenmetastasen sind bereits so ausgedehnt, daß ein Sauerstoffmangel entsteht.

10 Uhr vormittags

Eine Schwester und ein Pfleger helfen ihm beim Aufstehen. Sie greifen ihm unter die Arme. Sie haben einen Stuhl vor das Fenster gestellt. Dort sitzt er und blickt nach draußen.

Später berichten die Schwestern und Pfleger, daß man es nicht habe mit ansehen können, wie sein Körper vor Schwäche zur

Seite gekippt sei, und wie er dennoch immer versucht habe, sich aufzurichten.

Die Infusion mit den Schmerzmitteln hängt an einem Ständer neben dem Stuhl; er kann die Tropfenzahl nach Bedarf selbst regulieren. Seine Frau sitzt neben ihm, hält seine Hand. Sie schweigen. Sein Körper ist zur Seite geneigt. Er kann sich nicht aufrecht halten. Seine Frau hat es mir später erzählt.

11 Uhr
Sie haben ihn vom Stuhl zurück ins Bett getragen. Er ist völlig erschöpft. Das Bett haben sie jetzt schräggestellt, so daß er das Fenster sehen kann, ohne den Kopf verdrehen zu müssen. Das hätte man schon längst machen sollen, denke ich.

16.30 Uhr
Die Schwester ruft im Operationssaal an.

«Er hat sehr stark gewürgt, und dabei ist er verkrampft. Er ringt nach Luft. Das hat er noch nie getan. Es wäre gut, wenn Sie kommen würden.»

Der Anfall ist vorüber. Er ist benommen. Er hat Temperatur und zuckt unkoordiniert. Ich setze mich an das Bett und warte ab.

Er schlägt die Augen auf, braucht einige Minuten, bis er ganz wach ist.

«Warum messen Sie noch immer die Temperatur?» fragt er. Er ist auf einmal ganz klar. «Warum tun Sie es, wo es doch jetzt zu Ende geht?»

Später unterhalte ich mich mit Frau M. vor der Tür auf dem Gang.

«Es war schlimm, aber jetzt ist er wieder ruhig. Manchmal denke ich, daß es jetzt zu Ende ist. Er weiß es, er hat es gesagt.»

«Ich fürchte, daß es nicht so schnell geht. Sein Kreislauf ist sehr kräftig.»

«Er hat nur gesagt, daß Sie ihm jetzt helfen wollen. Wissen

Sie, was er gesagt hat? Er hat heute gesagt, daß er keine Angst mehr hat.»

«Haben Sie mit ihm über unser Gespräch vor einer Woche gesprochen, ich meine über das, was danach kommt?»

«Ja, und er hat noch einmal gesagt, daß er jetzt keine Angst mehr hat.»

Mit der Schwester gehe ich allein zu ihm. Mit dem Nasenkatheter saugen wir den zähen Schleim ab. Die Atmung ist wieder ganz frei. Er ist zu schwach, ihn abzuhusten.

21 Uhr
Als ich leise in sein Zimmer trete, sitzt sie an seinem Bett. Ihr Kopf ist dem seinen ganz nahe. Ich sehe nur ihren gebeugten Rücken, den Kopf und die Haare, die seitlich auf die Bettdecke fallen. Sein Gesicht ist verdeckt. Erst jetzt haben sie bemerkt, daß ich im Zimmer bin. Als ich mich zurückziehen will, winkt sie mir. Ich trete an das Bett.

Die Uhr tickt vernehmlich.

Er sucht meine Hand. Dann sagt er:

«Tun Sie es bitte. Ich bitte Sie, Sie haben es versprochen.» Sie nickt.

Ich gehe in den Operationstrakt. Es ist niemand dort. Aus dem Narkosewagen hole ich die notwendigen Ampullen, Spritzen und Kanülen. Ich fürchte mich nicht mehr, spüre nur die große Erregung.

Als ich das Zimmer betrete, hat das Würgen und die Atemnot wieder begonnen. Die Atemnot ist stärker als vor Stunden.

Er atmet sehr schwer, ein Grund dafür, daß ich trotz seines Schweigens die Uhr nicht ticken höre.

Sie geht zum Fenster. Ich sehe ihr Gesicht im Spiegel der dunklen Scheibe. Dann bin ich zu ihm gegangen.

21.20 Uhr
Die Uhr tickt so laut, als hätte sie jemand an mein Ohr gehalten.

Kapitel 7

Abschlüsse

Die letzte Operation

Dem alten Chirurgen blieben noch vier Wochen, dann mußte er aus seinem Beruf ausscheiden. Er war 34 Jahre lang Chirurg, hatte 18 Jahre diese Abteilung geleitet und war jetzt bemüht, seine Geschäfte korrekt abzuwickeln, um seinen Nachfolgern alles ordnungsgemäß übergeben zu können. Diese Nachfolger waren früher einmal seine Schüler gewesen. Jetzt waren es seine Freunde.

Man fragte ihn, ob dieses wochenlange Abschiednehmen nicht Wehmut erzeuge, was er verneinte. Man glaubte ihm das nicht, und dann fügte man bei derlei Gelegenheit hinzu, daß er doch ein begeisterter Chirurg gewesen sei. Auch das hätte er so nicht akzeptieren können, aber er schwieg dazu.

Er wollte seine operative Tätigkeit bis zum letzten Tage aktiv ausüben, scheute aber große, riskante Eingriffe, in deren Folge möglicherweise ernste Komplikationen auftreten konnten. Er wollte die Klinik am letzten Tage völlig unbelastet verlassen.

Einen 70jährigen Patienten mußte er dennoch selbst operieren. Der einweisende Kollege hatte ihn ganz persönlich darum gebeten. Es stand ihm eine der risikoreichsten und größten Standardeingriffe im Oberbauch bevor, die Entfernung des Bauchspeicheldrüsenkopfes bei einem sonografisch und mikroskopisch gesicherten etwa drei Millimeter großen Karzinom.

Zum ersten Mal fürchtete er sich davor, daß in seinem Alter die Konzentration nachlassen könne oder bereits nachgelassen hatte, ohne daß es ihm bewußt geworden war. Die über fünfstündige Operation stand wie ein Berg vor ihm. Warum gerade jetzt diese Angst? Weil es vermutlich die letzte Operation dieser

Art war? Schließlich hatte er seit vielen Jahren unzählige mehrstündige Operationen bewältigen müssen.

Im Vorraum des Operationssaales wuschen sich der Oberarzt, der sein Freund war, und ein jüngerer Assistent die Hände. Sie unterhielten sich über ein Theaterstück, während sie mit der Bürste ihre Finger reinigten. Der Alte beteiligte sich nicht an dem Gespräch. Er stellte die Eieruhr über dem Waschbecken ein, wie er es immer getan hatte. Nach einer Viertelstunde würde sie klingeln. Dann war es genug mit dem Waschen. Im Spiegel über sich sein Gesicht mit vielen Falten, älter, als es sonst den Anschein hatte. Sei ehrlich, fragte er sich, bist du wirklich nicht wehmütig? Das ist nun die letzte große Operation. Er ließ das Wasser über die Hände und Unterarme rinnen und seifte sie ein. Viel zu lange und zu bedächtig, weil er eigentlich abwesend war. Er versuchte, die Zahl der großen Bauchspeicheldrüsenoperationen der vergangenen Jahre zu überschlagen. Er nahm die Bürste und begann mit dem Reinigen der Finger. Er dachte an Erfolge und Mißerfolge, an Todesfälle.

Ein alter Krankenpfleger fuhr den Patienten auf dem Operationstisch in den Saal. Er schlief bereits, und der große, schwere Körper wackelte, wenn die Räder des Wagens über eine Fuge des Fliesenbodens rollten, und dort, wo das Bettlaken den nackten Bauch freigab, sah man, wie das Fett des schlaffen Bauches bei jeder Bewegung des Tisches zitterte. Der Tisch hatte seine Position über der automatischen Hydrauliksäule erreicht, der Krankenpfleger hakte den Tisch auf der Säule fest und zog das Fahrgestell weg. Dann entfernte er das Laken, und der Assistenzarzt fing an, das Operationsfeld zu desinfizieren. Er bemalte mit einem großen Stiltupfer den Operationsbereich. Der Krankenpfleger fuhr das Fahrgestell in den Vorbereitungsraum zurück.

Der Chirurg hatte Schmutz an den Fingernägeln entdeckt, nahm die Nagelschere aus dem Alkoholbehälter und fing von neuem an zu bürsten. Nebenan im Saal führte der Anästhesist den Tubus in die Luftröhre ein. Es war eine Sache der Routine.

Er hob den Unterkiefer mit dem Leuchtspatel an, bückte sich, um die Stimmbänder im Kehlkopf darzustellen, und schob den Tubus zwischen ihnen hindurch in die Luftröhre. Der Chirurg sah es vom Waschraum aus, ohne daß seine Aufmerksamkeit erregt wurde, er hätte auch zum Fenster am anderen Ende des Saales schauen können. Es regnete draußen. Über den Milchglasscheiben war alles grau.

Die Eieruhr klingelte. Die vorgeschriebene Waschzeit war beendet, aber der Chirurg wusch sich weiter. Er wollte einige Minuten lang noch allein sein.

Quentin, der alte Operationspfleger, kam zu ihm in den Waschraum.

«Es ist angerichtet, Chef», sagte er. Der Chef lachte.

«Eigentlich könnten Sie mir auf meine alten Tage mehr Ruhe gönnen», sagte er.

Den alten Quentin wird es also auch nicht mehr geben in seinem Leben, dachte er, und die Freunde, mit denen zusammen er so viele Erfolge erlebt und Niederlagen durchgestanden hatte, auch nicht mehr.

Zunächst hatte er die Bauchdecken nur so weit eröffnet, daß er mit der Hand eingehen konnte. Er spürte die Wärme in der großen Höhle, schob die Hand vorsichtig bis in die Gegend des Bauchspeicheldrüsenkopfes vor, konnte aber durch das Gewebe hindurch nur einen kleinen verhärteten Bezirk tasten, der offenbar dem sonographisch diagnostizierten Tumor entsprach. Dann fuhr die Hand langsam unter die Leber. Seine Finger spürten den Puls der Leberarterie sowie die zarten Gewebsbrücken, die von hier zum Zwölffingerdarm zogen, und schließlich tastete er auch den rechten Rand der Bauchspeicheldrüse. Er fühlte keine verhärteten, metastasenverdächtigen Lymphknoten. Zunächst schien dieser mit den Fingerspitzen ertastete Befund die Möglichkeit einer radikalen Entfernung des Tumors zu bestätigen. Die Hand erreichte den vorderen Leberrand und glitt nunmehr in den breiten Raum zwischen Leberoberfläche und Zwerchfell.

Von außen sahen sie alle nur, wie die Öffnung im Bauch seinen Unterarm umschloß, und sie sahen, wie sich die Hand unter der Bauchdecke in Richtung Leber bewegte. Dann sahen sie sein Gesicht. Er schloß die Augen, weil er sich beim Tasten konzentrieren mußte, und sie warteten mit großer Spannung auf das Ergebnis. Lebermetastasen hätten das Ende der Operation bedeutet. Zumindest wäre dann eine mehrstündige Radikaloperation ausgeschlossen gewesen.

Einer der Oberärzte, der ihn seit vielen Jahren kannte, dachte: Es ist eine verdammt lange Operation, und er muß mit seinen fünfundsechzig Jahren viele Stunden auf einem Fleck stehen. Ich weiß nicht, ob ich in seinem Alter noch operieren werde. Jeder muß das schließlich selber wissen.

Die Hand des Operateurs glitt bis über die Leberkuppe zu den rückwärtigen Bereichen der Leberoberfläche. Über seinem Handrücken befand sich jetzt der Rippenbogen. Er tastete keinerlei Metastasenknoten. Dann zog er die Hand zurück und sagte: «Es sieht so aus, als ob er operabel ist.»

Danach präparierte er mehrere Lymphknoten heraus und ließ sie zur mikroskopischen Untersuchung bringen, und während er die Gallenblase entfernte und den Hauptgallengang präparierte, dachte er: Kannst du das jemals irgendeinem Menschen, der kein Chirurg ist, erklären, was da in dir vorgeht, wenn der Pathologe dir am Telefon sagt, daß die Lymphknoten voller Metastasen sind? Einen Augenblick lang atmest du auf und denkst: Ich muß es nicht machen, er ist inoperabel. Du brauchst nicht fünf Stunden stehen, und es gibt auf einmal kein Risiko mehr. Es ist noch einmal an dir vorübergegangen. Du kannst an deinen Schreibtisch gehen und die ganze unerledigte Arbeit tun. Nie könntest du jemandem erklären, daß du da an dich denkst und nicht an den Mann. Bist du so ein Egoist, würden sie sagen, hast du denn kein Mitleid mit dem Mann, der da mit seinem offenen Bauch liegt? Schließlich ist das doch ein Todesurteil. Das alles könntest du keinem sagen. Du hast es ja auch nur einen ganz kleinen Augenblick lang gedacht, und du erschrickst über diese Gedanken, und du schämst dich.

Eine Stunde nach Beginn der Operation wurde telefonisch das Ergebnis der mikroskopischen Untersuchung durchgegeben. Sämtliche Lymphknoten waren frei von Metastasen. Es bestand somit die Chance, den Tumor und das Gewebe der angrenzenden Organe radikal zu entfernen.

Die Entscheidung war gefallen. Er war nun entschlossen, alles zu bewältigen. Er wird wie immer exakt präparieren mit aller Vorsicht. Er hatte keine Angst mehr.

Drei Stunden lang verlief alles nach Plan, die Entfernung des unteren Magenanteiles, des Zwölffingerdarmes und des angrenzenden Gallenganges, in ausreichender Distanz von dem kleinen Tumor, weit im Gesunden, wie man sagt.

«Draußen schneit es», sagte Quentin. «Ihr könnt nachher alle Schlitten fahren.»

Sie sahen zum Fenster. Über den Milchglasscheiben die Schneeflocken.

Der Chef reckte sich. Nach mehreren Stunden kamen die Schmerzen im Kreuz. Das war nichts Neues. Er trat von einem Bein auf das andere, damit das Schweregefühl nachließ, und einen Augenblick stützte er sich mit den Händen auf die Halterung, in der er unter den Abdecktüchern die Hand des Patienten spürte.

Quentin war ganz nah hinter ihn getreten. Er tippte mit dem Finger an den Hals des Chefs. Alle wußten, was jetzt kam. Es war immer dasselbe Ritual. Der Chef drehte sich um, Quentin zog ihm das Mundtuch herunter bis unter die Lippen, dann holte er aus seiner Kitteltasche zwei Karamelbonbons und schob sie dem Chef in den Mund.

«Hoffentlich behalten Sie uns in guter Erinnerung, Chef», sagte er.

Es entstand eine minutenlange Pause. Auch die anderen bekamen ihr Bonbon. Quentin hatte eine Vorratsschachtel.

Nach vier Stunden war der gesamte Bereich mitsamt dem

tumortragenden Teil der Bauchspeicheldrüse entfernt. Die großen Venen des Bauches lagen frei, bluttrocken, wie in einem
anatomischen Bilderbuch. Der Oberarzt sagte:

«Ich finde, Chef, für den Anfang machen Sie das schon ganz
gut.»

Sie lachten, auch der Chef lachte, weil es so schien, als würde
nun alles bis zum Ende gutgehen, und weil ihm in diesem Augenblick bewußt geworden war, daß er so operierte wie immer
und seine Leistungsfähigkeit tatsächlich noch nicht nachgelassen hatte.

Dann drehte er den Kopf nach rechts zu der Operationsschwester Sabine, sah die kleinen Falten an den Augenwinkeln
über dem Mundtuch und wußte, daß sie ihm zulächelte. Sie
operierten seit über fünfzehn Jahren zusammen. Sie waren alle
aufeinander eingespielt, auch die Anästhesisten, sie kannten ihre
Handgriffe. Darum gab es auch kaum etwas zu reden. Auch
Sabine am Fußende kannte jeden Schritt der Operation. Er
brauchte nur seine Hand ausstrecken, dann legte sie ihm das
betreffende Instrument auf die Handfläche. Sie arbeiteten
schweigend. Man hörte nur das ständige schlürfende Geräusch,
das Auf und Ab des Blasebalges in der Beatmungsmaschine.

Auch das wird es also nicht mehr geben, ihr Zusammenspiel.

«Wieviel Blut hat er verloren?» fragte er den Anästhesisten.

«Sechshundert Kubikzentimeter. Wir haben ihm eine Konserve gegeben.»

Sie vernähten den Magenrest und den Gallengang mit dem
Dünndarm, um den Saftstrom wiederherzustellen. Dann beugte
er sich über den mit Tüchern bespannten Narkosebügel. Der
Patient lag mit geschlossenen Augen da.

«Es ist alles okay», sagte sein Freund, der Anästhesist. «Kreislauf stabil, alles in Ordnung.» Sie nickten sich beide zu, und
dann sah er wiederum nichts als den geöffneten Bauch.

Am Ende blieb nur noch die Naht zwischen einer Darmschlinge und der Bauchspeicheldrüse. Die Schnittfläche war
etwa so groß wie ein Fünfmarkstück. In der Mitte die zwei Mil-

limeter große Öffnung des angeschnittenen Hauptausführungsganges der Drüse. Er wußte vom bloßen Ansehen, wie das Gewebe beschaffen war, und er konnte es mit den Fingern fühlen, ob die Konsistenz des Organes weich oder hart war, und er legte dementsprechend seine Nähte. Er hatte schon erlebt, daß die Verwendung eines zu dicken Fadens oder zu tiefe Einstiche bei einer weichen Bauchspeicheldrüse eine verhängnisvolle Undichtigkeit der Naht zur Folge hatte.

Die wasserdichte Nahtverbindung war für den Erfolg entscheidend. Eine Undichtigkeit bedeutete immer eine lebensbedrohliche Komplikation, weil der Saft so überaus aggressiv ist und das umgebende Gewebe andauen kann.

«Wir werden das alles so weitermachen, wenn Sie nicht mehr da sind, Chef», sagte der Oberarzt, und er wußte, daß es ernst gemeint war.

«Vielleicht», antwortete er. «Vielleicht, aber ich bin sicher, daß auch ihr weiter daran tüfteln werdet.» Er war sich ganz sicher, daß sie ihre eigenen Erfahrungen machen würden, und auch sie würden ihre Mißerfolge haben.

Bis zum Schluß, ja eigentlich bis zum Zunähen des Bauches, war ihm stärker als je zuvor bewußt, daß noch irgendein völlig unvorhergesehener Zwischenfall eintreten konnte. Dann aber dachte er an den Vergleich mit dem Flug über den Ozean. Es war der Augenblick gekommen, wo die Räder die Piste berührten.

Sie hatten über fünf Stunden operiert. Quentin nahm ihm den Kittel ab, er ging zum Fenster im Waschraum. Es schneite immer noch in großen Flocken.

Er war in den nächsten Tagen sehr oft am Bett des Mannes. Die ausführlichen Gespräche, die sie vor der Operation geführt hatten, wurden fortgesetzt. Er freute sich an diesem letzten großen Erfolg, aber er wußte, daß es endgültig erst sieben Tage nach dem Eingriff geschafft war, denn in dieser Zeit konnte es immer noch zu einer Insuffizienz der Pankreasnähte kommen. So unwahrscheinlich das auch in diesem Falle war, seine Furcht blieb.

Er führte in diesen Tagen nur noch Routineoperationen an Magen, Galle und Darm durch, bereitete organisatorisch seinen Abschied vor und empfand Vorfreude. Wenn das alles hinter ihm lag, würde es keine Angst mehr geben um Patienten, die er operiert hatte. Es wird keine Todesfälle und Komplikationen mehr geben, dachte er.

Es geschah gegen zwei Uhr in der siebenten Nacht nach der großen Operation. Als das Telefon neben seinem Bett klingelte, war er sofort hell wach.

«Der Patient mit der Bauchspeichelresektion blutet sehr stark», sagte der diensthabende Arzt. «Er geht mit dem Druck runter. Wir bringen ihn in den Operationssaal.»

Er war in wenigen Minuten in der Klinik. Sie hatten den Mann bereits in den Vorbereitungsraum gefahren und wollten mit der Narkose beginnen. Der Mann war leichenblaß, so viel Blut hatte er verloren, und sie pumpten die Blutkonserven über zwei Zugänge in ihn hinein, einmal durch einen Katheter, der von einer großen Vene unter dem Schlüsselbein bis in die obere Hohlvene führte, und durch eine Armvene.

Er hatte noch genug Zeit, sich über ihn zu beugen und ihm zu sagen, daß er keine Angst haben solle, aber das waren eigentlich leere Worte. Der Mann sah ihn an, und der Chirurg wußte, daß er Todesangst hatte.

Während er sich wusch, wurde der Bauch eröffnet. Jede Minute war kostbar. Der periphere Puls war nicht mehr tastbar.

So groß die Anspannung war, in diesem Augenblick dachte er daran, daß es auch das nie wieder geben würde. Er würde vermutlich nie wieder erleben, was es heißt, sich auf die alten Freunde verlassen zu können.

Als er selbst an den Tisch trat, quoll ihm das hellrote Blut entgegen, und er dachte, daß es vermutlich zu spät war und daß es sehr fraglich war, ob sie ihn retten konnten, auch wenn die Unterbindung des Blutgefäßes beziehungsweise die Umstechung in aller Kürze gelang. Sie saugten es mit dem Motorsauger ab, so lange, bis sie eine Übersicht hatten, und stellten fest, daß die Blutungsquelle hinter der Darmverbindung mit dem Pankreas lag. Durch Druck mit einem Stiltupfer konnte die Blutung vorübergehend zum Stehen gebracht werden. Der Anästhesist blickte über den Narkoseschirm und sagte:

«Er kommt wieder. Der Druck ist auf hundert angestiegen. Der periphere Puls ist wieder tastbar. Am besten, ihr haltet euern Tupfer so lange drauf, bis er mit dem Druck weiter ansteigt.»

Der Chirurg hatte Zeit, in aller Ruhe seine Entscheidung zu fällen. Es gab keinen Zweifel daran, daß die so bedeutsame Verbindung zwischen Bauchspeicheldrüse und Darm durchtrennt werden mußte, wenn man an das blutende Gefäß auf der Rückseite herankommen wollte.

Noch nie hatte er erlebt, daß ein exakt unterbundenes Gefäß blutet. Zwischen der doppelten Ligatur am Gefäßende und seinem Abgang aus der Hauptschlagader der Leber hatte sich eine Wandausbuchtung gebildet, die jetzt nach sieben Tagen unter dem arteriellen Druck geplatzt war. Es bereitete keinerlei Schwierigkeit, die Arterie an ihrem Ursprung sicher zu umstechen.

«Das habt ihr schön gemacht, Jungens», sagte der Anästhesist. Sein lachendes Gesicht erschien wieder über dem Schirm. «Manchmal seid ihr wirklich zu gebrauchen.»

«Hast du noch genug Blut?» wollte der Chirurg wissen.

«Fünf Konserven. Ihr könnt in aller Ruhe weitermachen.»

Der Mann hatte eine Chance, es zu schaffen.

Bis zu diesem Augenblick war die Anspannung aller Beteiligten sehr groß. Bei der Naht des Gefäßes hatte der Chirurg sekundenlang die Luft angehalten. Er tat das oft, wenn er eine ganz entscheidende, sehr feine Naht legen mußte. Wenn die Atmung ausgeschaltet war, dann konnte man auch das leiseste Zittern vermeiden. Eigentlich hatte keiner seiner Assistenten je gesehen, daß er gezittert hatte. Es war nichts anderes als eine zusätzliche Vorsichtsmaßnahme.

Die Spannung ließ jetzt nach.

Es ist eine extrem seltene Blutungsursache, dachte er, und ich habe noch nie davon gehört, aber ich werde das Gefäß ganz bestimmt in Zukunft direkt am Abgang aus der Hauptarterie unterbinden.

Er hatte das tatsächlich erwogen, aber dann hielt er inne, er sah die Assistenten an und war verwirrt. Es war unsinnig, so etwas zu denken. Er würde ja nie wieder so eine Operation durchführen.

«Es wird schwierig sein, die Anastomose wieder spannungsfrei und sicher zu rekonstruieren», sagte er, aber in diesem Augenblick war ihm eine Idee gekommen.

«Schwester Sabine, geben Sie mir bitte den Ballonkatheter, den wir vor zwei Monaten bereits einmal eingelegt haben.»

Der Oberarzt stellte die Öffnung des Bauchspeicheldrüsenganges dar, und nachdem er den Katheter in den schmalen Gang eingeführt hatte, blies er den Ballon auf. Der Gang war vollständig abgedichtet, und das Sekret konnte in den nächsten Tagen über den Kanal des Katheters, den der Ballon umschloß, nach außen ablaufen.

Es ist eine neue Methode, dachte er. Vermutlich hat sie noch niemand angewandt. Ich könnte sie nun weiterentwickeln.

Der Oberarzt wußte nicht, ob der Chef nun aufhören wollte, um ihm das Zunähen zu überlassen. So jedenfalls sah es aus, aber dann sah er ihn an und wußte, daß es etwas anderes sein mußte. Vielleicht dachte er nur nach.

Der Chirurg empfand zum ersten Mal Wehmut. Das alles würde er nun nicht mehr zu Ende führen können.

Der Patient erholte sich zusehends in den nächsten Tagen, und einen Tag bevor er das Krankenhaus verließ, wußte der Chirurg, daß es endgültig geschafft war.

Am nächsten Morgen war er mit dem Gefühl erwacht, daß er es nun endgültig hinter sich gebracht hatte. Keine Resignation, keine Wehmut, nur eben dieses Gefühl einer Befreiung.

Brief eines Freundes an den Autor

Lieber Freund

Ich habe sehr lange über Deine Fragen nachgedacht. Ich konnte sie bei unserem letzten Treffen nicht befriedigend beantworten.

Was seit Deiner Pensionierung vor zehn Jahren anders geworden sei im Krankhaus, hast Du gefragt, und mir ist klargeworden, daß Dich diese Frage mehr umtreibt, als wir, Deine Freunde, bisher vermutet haben. Schließlich hast Du doch immer behauptet, daß Du, seit Du Dich zur Ruhe gesetzt hast, die Krankenhausprobleme längst hinter Dir gelassen hättest.

Bevor ich antworte, muß ich Dir vom gestrigen Tage berichten. Wir hatten unser Operationsprogramm bis zu Ende durchgezogen. Es war gegen 14 Uhr. Aus der Intensivstation rufen sie an und berichten, daß ein Patient mit Krampfadern in der Speiseröhre blutet. Wir hatten die große Operation für den morgigen Tag angesetzt. Jetzt mußten wir ihn akut operieren.

Gegen 19 Uhr, als wir fast fertig waren, wurde ein Patient mit einem Magendurchbruch gemeldet. Der Oberarzt und ein Assistent blieben freiwillig, um mir zu helfen. Zwischen den Operationen saßen wir im Aufenthaltsraum und tranken Kaffee, und obwohl es doch immer um die Wurst ging und sie alle bereits zehn Stunden am Operationstisch standen, Anästhesistinnen, Schwestern, Pfleger und Chirurgen, war es absolut selbstverständlich, daß wir es gemeinsam durchstehen mußten. Man erzählte Witze und es herrschte eine Stimmung, die nur diejenigen kennen, die das schon einmal erlebt haben. Ich behaupte ja nicht, daß wir begeistert waren, daß es nun bis in die Nacht ging, aber es mußte sein. Solche Situationen gab es immer schon und wird es immer geben. Hoffentlich! Und jetzt denkst Du vermutlich, daß alles so wie früher ist.

Meine Antwort: Alles ist anders geworden. Wir, Deine Freunde, haben es Dir gesagt, als wir neulich zusammensaßen, aber Du wolltest es nicht wahrhaben und hast immer wieder insistiert und behauptet, daß doch die Menschen, die in unseren Krankenhäusern arbeiten, die Schwestern, Pfleger und Ärzte, nicht anders geworden seien.

Lieber Freund! Ich muß Dich enttäuschen: Sie haben sich verändert. Dabei spielt es meines Erachtens keine Rolle, ob sich das System der moralischen Werte im gesellschaftlichen Umbruch unserer Zeit verändert hat oder ob wir selbst es sind, die neue Wertvorstellungen entwickelt haben: *Selbstverwirklichung, Lebensqualität, Recht auf Arbeit, das Recht, über unser Leben selbst zu bestimmen.* Viele der alten Werte erscheinen heute in anderer Rangordnung. Wir bestehen darauf, daß wir selbst die ethischen Grundwerte verändern dürfen, aber ich für meinen Teil bezweifle, ob wir es angesichts eines hemmungslosen Fortschrittes der eigenen Vernunft überlassen können, unseren sittlichen Willen zu bestimmen, weil wir das, worauf dieser Wille gerichtet ist, gar nicht mehr beurteilen können.

Die Autoritäten von früher sind von anderen abgelöst worden. Das hast Du nicht mehr erlebt, wenngleich es sich vor zehn Jahren bereits andeutete. Somit haben sich auch die Motive unseres Handelns geändert.

Verzeih bitte, wenn ich Dich jetzt belehre. Du bist der Erfahrene, der viel Ältere. Ich will Dir nur unsere eigenen Gedanken zu diesem Problem mitteilen. Vielleicht sagst Du dann am Ende: Laß es gut sein. Wir können es nicht mehr ändern.

Du hast doch selbst behauptet, daß die Menschen und die Werte sich wieder ändern müßten, wenn wir trotz Fortschritt und abnehmenden Ressourcen unsere bewährten Vorstellungen vom Krankenhaus neu beleben wollen.

Noch vor dreißig Jahren hat die junge Krankenschwester die Autorität der erfahrenen Stationsschwester, ob konfessionell oder weltlich, anerkannt und sich ihr ohne Widerspruch unter-geordnet. Die Nachteile dieser Abhängigkeiten sind bekannt. Dennoch basierte diese Autorität auf den Forderungen der Nächstenliebe, der Caritas und Diakonie. Die Oberin des Kran-kenhauses kannte jede einzelne Schwester und ihre Probleme.

Die Schwester des heutigen Krankenhauses gehorcht der Pfle-gedienstleitung, welche heute nicht mehr durch eine Person ver-treten wird, sondern mehrfach besetzt ist. Die wesentlichen menschlichen Kontakte mit den Pflegenden auf den Stationen werden durch Computer geregelt. Schwestern und Krankenpfle-ger befolgen die Anordnungen der Pflegedienstleitung, die sich nicht von der Nächstenliebe, sondern von den Forderungen der Krankenhausverwaltung und ihren Sparmaßnahmen leiten läßt.

Wir kennen jene Schwestern und Pfleger, die mit Hingabe pflegen und die Mitleid haben mit denen, die leiden. Dennoch: Wenn es die Pflegedienstleitung anordnet, dann stellen sie bei Betreten des Krankenhauses ihre Stoppuhr ein, zählen die Mi-nuten, die benötigt werden, um ihre Schwesternkleidung anzu-ziehen, und errechnen aus vielen Minuten die Überstunden eines Monats, nicht weil sie es alle für richtig halten, im Gegenteil, sondern weil es die Personalleitung angeordnet hat. Das Verblei-ben von zehn bis zwanzig Minuten über die reguläre Dienstzeit hinaus wird in «Überminuten» am Ende der Woche berechnet. Dieses und vieles andere dient weder dem Geist der Caritas noch der Ökonomie des finanziell schwer belasteten Krankenhauses.

Der Trend ist offensichtlich, eine Verallgemeinerung aller-dings falsch.

Die alte, schon ergraute Schwester schwimmt gegen den Strom, wenn sie nach Ende ihres Schichtdienstes Gespräche mit Schwerkranken führt, für die sie während des regulären Dienstes keine Zeit hatte. Sie wird von der Pflegedienstleitung vermahnt. Sie hat die Dienstzeit überschritten und verdirbt die Preise.

Sie würden mich vermutlich alle steinigen, wenn sie das lesen, denn sie üben keine Selbstkritik. Sie gehorchen anderen Autori-täten und Gesetzlichkeiten.

Auch der Einfluß der leitenden Ärzte auf die Assistenzärzte hat gelitten. Einige Assistenzärzte bestehen auf der korrekten Einhaltung der Dienstzeiten und dem Erhalt ihrer Besitzstände. Das Privatleben hat die Priorität gegenüber den Forderungen des Krankenhauses. Und wir, die Ärzte, auch die leitenden Chirurgen, wollen alle nicht auf jene Vorteile verzichten, die uns der Fortschritt ständig neu anbietet: Persönlicher Erfolg, Machtzuwachs durch Spezialisierung und vieles mehr. Täten wir es, so könnten wir das Gesundheitswesen von Grund auf ändern. Wir müßten unsere Operationsindikationen in vielen Bereichen der Chirurgie ändern, auf numerische Erfolge verzichten, wir dürften nicht um des Erfolges willen weitere Kapazitäten schaffen. Wir könnten unsere apparative Diagnostik, vor allem aber Doppeluntersuchungen, drastisch einschränken. Wir brauchen keine pränatalen Operationen an Embryonen, keine computergesteuerten Operationstechniken. Glaub es! Wir brauchen sie nicht.

Alles ist anders geworden. Erinnerst Du Dich, wie Du Deinen ersten Magen, die erste große Gefäßoperation oder Lungenresektion durchgeführt hast? Für uns alle war es eine Selbstverständlichkeit, daß wir bis zur Überwindung der kritischen postoperativen Phase die Nachsorge *unseres* Patienten übernahmen. Zumindest hätten wir nie, wie mir aus großen deutschen Kliniken berichtet wurde, um Überstunden abzufeiern, nach der Operation für Tage das Krankenhaus verlassen. Heute ist das keine Seltenheit. Eine andere Generation von Ärzten ist herangewachsen. Sie setzen andere Prioritäten. Das ist ihr gutes Recht, aber aus ihnen werden vermutlich keine großen Ärzte.

Sehr viele Pflegende und Ärzte betrachten nüchtern und sachlich den Beruf als interessanten Broterwerb. Idealvorstellungen über Caritas und Diakonie sind kein Thema und wirken eher peinlich. Die Bereitschaft, große persönliche Opfer für den Beruf und für die Patienten zu bringen, gerät in Kollision mit Forderungen nach Freizeit und dem privaten Freiraum.

Es ist im übrigen nicht richtig, daß Höchstleistungen und die

Opfer an Zeit mit einem intensiven Familienleben grundsätzlich nicht zu vereinbaren sind. Richtig ist, daß bei der Überarbeitung in der Klinik die Forderungen der Familie schwerer erfüllbar sind. Aber es gibt genügend Beweise, daß Zuwendung und Liebe für die Familie nicht nur vom Zeitfaktor abhängig sind, sondern mit Phantasie und Ideen Möglichkeiten und Wege gefunden werden, die knapp bemessene Zeit um so intensiver auszunützen.

Die neue Einstellung zu den Erfordernissen des Arzttums und der Krankenpflege hat das Gesicht des Krankenhauses verändert.

Es ist alles anders geworden.

In personellen Fragen wurde den leitenden Ärzten längst die Führung entzogen, die nötig wäre, um Strukturveränderungen durchzusetzen.

Solange unsere Krankenhäuser von Ärzten und von einer Oberin geführt wurden, die sich dem hippokratischen Eid verpflichtet fühlten, solange war die Bewahrung ethischer Grundsätze gewährleistet. Ich brauche nicht darauf hinzuweisen, daß es schon immer Ärzte und leitende Schwestern gab, die diesem Ideal bei weitem nicht entsprachen. Aber die in unseren Krankenhäusern jetzt herrschenden demokratischen Strukturen gründen sich nicht mehr auf das Ideal der Freiheit und sind nicht mehr dem leidenden Menschen, sondern politischen Zielen verpflichtet. Es geht um Überstunden, um soziale Besitzstände. Das wirklich Störende in den Krankenhäusern sind die Patienten. Diese falsch verstandene Demokratie wird zum Ethikersatz.

Bei der Aufführung einer Oper geht es um ein großes, künstlerisches Ziel. Es kann nur mit Opfern unter persönlichem Einsatz aller Beteiligten erreicht werden. Wenn heute in einer Opernprobe das Orchester mitten im Spiel aufsteht und nach Hause geht, weil die Dienstzeit beendet ist, bleibt der Regisseur mit seinen Schauspielern allein auf der Bühne. Dennoch verlangt das Publikum von ihnen die große Musik.

Wenn der leitende Chirurg in einem Akutkrankenhaus seinen

Operationsplan nicht mehr realisieren kann, weil es die Betriebsführung nicht zuläßt, muß schließlich diese Medizin, die uns vorschwebt, Bankrott anmelden, weil die Akteure dieser Interessenvertretungen sich selbst, nicht aber den Patienten, im Auge haben.

Die Pflegedienstleitung bestimmt, ob ein Operationsplan durchgeführt werden kann oder nicht. In einer Akutchirurgie sind aus humanen Erwägungen fast täglich Umorganisationen notwendig. Sie werden abgelehnt mit der Begründung, daß den Operationsschwestern nicht zugemutet werden kann, über die festgelegten Dienstzeiten hinaus tätig zu sein. Leidtragende sind jene Patienten, die stundenlang voller Angst auf die bevorstehende Operation warten und mit Rücksicht auf die geheiligten Dienstzeiten der Schwestern auf einen nächsten Termin vertröstet werden müssen.

Jetzt sagst Du natürlich: Das kann doch nur ein Einzelfall sein, das wäre bei mir undenkbar gewesen. Ich hätte es einfach nicht durchgehen lassen.

Ich höre Dich das sagen und antworte Dir: Das geschieht jede Woche. Ich habe mit den Ärzten in zehn großen und mittleren Kliniken gesprochen. Eine sinnvolle, auf den Patienten bezogene Klinikführung gibt es nicht mehr. Du mußt wie eh und je die volle Verantwortung für alles tragen, bis hin zu gerichtlichen Konsequenzen, aber die Leitung deiner Abteilung in personellen Angelegenheiten haben sie dir aus den Händen genommen.

Wir stellen fest, daß die Pflegenden und Ärzte früherer Generationen keineswegs alle Idealisten waren und daß es heute genauso wie damals Menschen gibt, die kein Opfer an Zeit scheuen, um die ihnen anvertrauten Kranken zu betreuen.

Siehst Du, das ist das Verrückte an der Sache. Wir erleben unseren Beruf dennoch wie Du damals: Freude am Gelingen einer Operation, das Gefühl der Zusammengehörigkeit von Schwestern, Pflegern und Ärzten an Tagen, wo wir viele Stunden wie damals operieren, Nächte, die gemeinsam von allen durchgestanden werden. Das alles ist so, wie es immer war. Ein Widerspruch, wirst Du vermutlich jetzt sagen, zu allem, was ich beklage.

Nein, es ist kein Widerspruch, denn es ist um so bedrückender, wenn uns die Betriebsleitung am nächsten Tag eröffnet, daß wir das für dieses Jahr vorgesehene Kontingent für ein bestimmtes Operationsverfahren bereits überschritten hätten. Weißt Du eigentlich, daß wir aufgrund der neuen Gesetzgebung angeben müssen, wie viele Magenresektionen, bestimmte Gefäßoperationen, Eingriffe an Gallenblase und Gallenwegen wir im kommenden Jahr voraussehbar durchführen werden? Im September des kommenden Jahres darf man eine Gefäßprothese nicht mehr einsetzen, weil man die Norm bereits erfüllt hat. Die wartenden Patienten werden auf das nächste Jahr vertröstet. Weißt Du, daß wir verpflichtet werden, die Patienten je nach Art der Eingriffe nach einer festgelegten Zeit nach Hause zu entlassen? Die Unmenschlichkeit verkürzter Liegezeit auf Kosten der Patienten wird zum Gradmesser einer erfolgreich, nur nach ökonomischen Gesichtspunkten geführten Klinik. Die Konkurrenzkämpfe um die kürzesten Verweildauern haben begonnen. Erinnerst Du Dich, was Du zu uns gesagt hast, als wir Dir von diesem Trend berichtet haben?

Es muß doch auch heute noch engagierte Schwestern und Ärzte geben, hast Du gesagt.

Niemand leugnet das, aber die Grundeinstellung ist eine völlig andere geworden. Es muß das nicht ein Werteverfall sein, es kann auch eine Werteänderung sein.

Lieber Freund! Der Gesetzgeber fordert von uns Innovation, neue Ideen, die schließlich zu den gewünschten Strukturveränderungen führen sollen. Das geht nur in einem Team mit Pflegedienstleitung und Verwaltung. Die Politiker wußten, als sie das Gesetz verabschiedeten, nicht, daß es diese Teamarbeit nur in den seltensten Fällen gibt. Während von den leitenden Ärzten im Zeichen der finanziellen Misere die Einarbeitung in verwaltungstechnische und ökonomische Bereiche verlangt wird – eine Arbeitsbelastung, die vielfach auf Kosten der Arbeit am Krankenbett geht –, gibt es keine Anzeichen dafür, daß sich die Verwaltungsfachleute ihrerseits mit ärztlichen und medizinischen Problemen auseinandersetzen. Mangels Teamarbeit ist somit eine Strukturveränderung auf lange Sicht nicht erreichbar. Beispiel: Veränderungen in den Dienstplänen und Verschiebungen der Dienstzeiten, die betriebswirtschaftlich vernünftig und kostensparend sind, scheitern am Widerstand einer Pflegedienstleitung. Operationssäle, die für sechsstellige Beträge erbaut werden, bleiben ab Mittag ungenutzt, weil es die Pflegedienstleitung ablehnt, die Dienstpläne für die Schwestern zu ändern.

Genug dieser pessimistischen Beurteilung unserer heutigen Situation. Du wirst jetzt sagen: Es gibt doch sicherlich Zukunftsaussichten.

Jede kritische Analyse endet in der Politik wie in den Medien in der Regel mit zukunftsweisenden Perspektiven, und in der Tat gibt es genügend Programme, mit deren Hilfe grundlegende Änderungen möglich wären. Die staatlichen, gesetzgeberischen Vorstöße können nicht zur Realisierung klar erkennbarer Ziele führen, solange die Gesellschaft und die Akteure im Krankenhaus mit allen ihren Ansprüchen sich nicht besinnen auf die Wertvorstellungen, in denen Nächstenliebe, Verzicht und Opferbereitschaft wieder ihren festen Platz haben.

Hoffnung bedeutet doch nichts anderes als die Vorstellung von positiven zukünftigen Möglichkeiten, deren Verwirklichung aber nicht bestimmbar ist. Diese Hoffnung darauf, daß die Menschen unserer Gesellschaft sich wieder besinnen, muß illusionsfrei sein.

Es grüßen Dich in alter Verbundenheit
Deine alten Freunde
R. S. und S. G.
PS: Vielleicht trägt Dein Buch dazu bei, Hoffnungen zu wecken.

Anhang

Glossar

Anämie
Blutarmut

Anastomose
Nahtverbindung von Darm oder Gefäßabschnitten.

Aneurysma
Ausbuchtung beziehungsweise Erweiterung einer Arterie oder des Herzens infolge meist arteriosklerotischer Wandveränderungen. Wegen des hohen Druckes besteht die Gefahr des Zerreißens der Wand. Die Folge dieser Ruptur ist eine massive Blutung, welche tödlich ist, wenn nicht sofort operiert wird. Die Operationssterblichkeit bei der Resektion des aneurysmatischen Gefäßbereiches liegt bei 3 bis 5 Prozent, im Stadium der akuten Blutung bei 50 Prozent.

Aortenklappe
Klappe am Ausgang der linken Herzkammer. Sie öffnet sich, wenn das Herz seinen Inhalt in die Hauptschlagader pumpt, und schließt sich danach, um ein Zurückfließen des Blutes zu verhindern. →*Herzklappen*

Appendicitis
Der Blinddarm ist eine blind enden-de Aussackung des Dickdarmes am Übergang in den Dünndarm. Das, was wir fälschlich als «Blinddarm» bezeichnen, ist ein ebenfalls blind endender, fünf bis zehn Zentimeter langer Fortsatz dieser Aussackung, der sogenannte Wurmfortsatz oder die Appendix.

Approbation
Staatliche Anerkennung der Berechtigung zur ärztlichen Berufsausübung. Sie wird erteilt nach bestandenem Staatsexamen und nach Absolvieren einer praktischen Tätigkeit (praktisches Jahr und Medizinalassistentenzeit).

Arterien und Venen
Arterien sind Blutgefäße mit dreiteiligem, zum Teil muskulärem Wandaufbau. Größere und mittlere Gefäße pulsieren fühlbar unter der Druckwelle, die beim Ausstoß des Blutes aus der linken Herzkammer erzeugt wird. Sie transportieren sauerstoffbeladenes Blut zu den Körperzellen. Die wesentlich dünnwandigeren Venen führen das verbrauchte, sauerstoffarme Blut zum rechten Teil des Herzens zurück.

Aufklärung
Grundsätzlich besteht vom Gesetz

her eine strenge Aufklärungspflicht. Sie bekommt besonderes Gewicht, wenn der Patient einen für seine Gesundheit entscheidend wichtigen diagnostischen oder therapeutischen Eingriff ablehnt und der Arzt ihm die Gefahr seiner Ablehnung verdeutlichen muß. Die ärztliche Aufklärung muß die Entscheidungsfreiheit des Patienten ermöglichen (Selbstbestimmungsaufklärung). Durch die Risikoaufklärung wird der Patient über die Gefahren eines Eingriffes und die eventuellen Folgen genauestens informiert. Von einer sinnvollen Aufklärung hängt die Einwilligung des Patienten zu einem Eingriff ab.

Auskultation
Abhorchen von Organen auf Schallphänomene, in der Regel mit einem doppelseitigen Schlauch-Stethoskop. Das Instrument wird am Körper über dem Brustkorb oder der Bauchwand angelegt. Von einer Membran wird der Ton über zwei Schläuche auf die Ohren des Untersuchers übertragen. So kann man aufgrund der Darmgeräusche die Darmmotorik beurteilen. Durch Abhorchen der Atem- und Herzgeräusche über dem Brustkorb erhält man Auskunft über krankhafte Veränderungen in diesen Organen.

Bauchspeicheldrüse (Pankreas)
Schmale, zirka fünfzehn Zentimeter lange Drüse, über der Wirbelsäule und den großen Gefäßen des Bauchraumes gelegen. Die in der Drüse gebildeten insbesondere für die Fettverdauung wichtigen Enzyme werden in einen langen Ausführungsgang abgesondert, der zusammen mit dem Gallengang in den Zwölffingerdarm mündet. Die in der Drüse produzierten Hormone (Insulin) werden von den speziellen Zellen direkt an das Blut abgegeben.

Bauchspeicheldrüsenentzündung (Pankreatitis)
Entstehung durch Stauung des Pankreassekrets infolge Gallensteinen oder Tumoren, durch toxische Einflüsse (Alkohol) als akute und chronische Form auftretend. Lebensbedrohlich sind Auflösungserscheinungen in den Nachbarorganen durch die ausgetretenen gewebezerstörenden Enzyme sowie Komplikationen infolge bakterieller Infektion des untergegangenen Gewebes mit Eiteransammlungen.

Billroth-Operationen
Operationen, bei denen Anteile des Magens und des Zwölffingerdarmes entfernt werden. Erste erfolgreiche Operation von Billroth im Jahre 1881. Der Magenrest wird entweder wieder mit dem Zwölffingerdarm vereinigt (Billroth-I-Operation) oder nach Verschluß des Zwölffingerdarmes an eine Dünndarmschlinge angeschlossen (Billroth-II-Operation).

Bluttransfusion
Bei der Bluttransfusion wird Blut eines Blutspenders auf den Empfän-

ger übertragen. Neben der bakteriologischen und serologischen Unbedenklichkeit (Aids, Hepatitis etc.) muß vor der Durchführung die Blutgruppengleichheit überprüft werden →*Kreuzprobe*. Transfusion nicht gruppengleichen Blutes führt, wenn sie nicht rechtzeitig erkannt wird, durch Auflösung der roten Blutkörperchen (Hämolyse) zum Tode.

Darmverschluß (Ileus)

Unterbrechung der Darmpassage durch ein mechanisches Hindernis, welches im Darmlumen selbst entstanden ist (zum Beispiel Tumor) oder aber durch Strangulation oder einengende Verklebungen. Häufigste Ursache sind vorausgegangene Entzündungen und Operationen. Besonders gefährlich und auch heute noch mit einer hohen Todesrate belastet ist der Dünndarmverschluß bei Bauchfellentzündungen. Die Länge des Dünndarmes beträgt etwa vier Meter. Durch Verdrehung der miteinander verklebten oder abgeknickten Schlingen kann es zur Abschnürung der ernährenden Blutgefäße und zum Absterben der betreffenden Darmanteile kommen.

Dauerspülung bei Peritonitis

Bei einer eitrigen Bauchfellentzündung wird der Bauch mit großen Mengen Flüssigkeit gespült. →*Peritonitis*

Defensivmedizin

Die Forderung der Patienten auf technische Perfektion und auf einen komplikationslosen Verlauf nach diagnostischen und operativen Eingriffen führte zum Anstieg prozessualer juristischer Verfahren. Die Ärzte sind bei dieser Verrechtlichung der Medizin und der Verpflichtung zu schonungsloser Aufklärung in die Defensive gedrängt und scheuen sich vor allzu hohen Risiken.

Dialyse

Physikalische Eliminierung gelöster molekularer Teilchen durch eine Flüssigkeit durch sogenannte semipermeable Membrane. Auf diesem Prinzip beruht die Extraktion von Teilchen, die im Körperstoffwechsel gebildet wurden und die durch eine erkrankte Niere nicht mehr ausgeschieden werden können.

Drain

Gummi oder Plastikschläuche in verschiedensten Größen, welche in die Körperhöhlen oder Wunden eingelegt werden, um den Abfluß von Sekreten und Blut zu gewährleisten und zu kontrollieren.

Douglasscher Raum

Der tiefste Raum der mit Bauchfell ausgekleideten Bauchhöhle, in dem sich Flüssigkeit jeder Art und Blut ansammeln kann.

Ductus Botalli

Kurze Gefäßverbindung zwischen der Hauptschlagader und der Lungenarterie. Dieser «Kurzschluß» bewirkt eine Umleitung des Blutes von der noch nicht funktionierenden, nicht beatmeten Lunge im fötalen Kreislauf (beim ungeborenen Kinde). Diese Besonderheit des fötalen Blutkreislaufes wird erst dann aufgehoben, wenn das Neugeborene seinen ersten Schrei tut und die Lungenatmung einsetzt. In diesem Augenblick verschließt sich das kleine zarte Gefäß, der Ductus Botalli.

Dünndarmileus →*Darmverschluß*

Duodenum
Derjenige Darmabschnitt, der an den Magen anschließt. →*Magen- und Zwölffingerdarmgeschwüre*

Echinococcus der Leber
1. cystische Echinococcose (sogenannter Hundebandwurm). Der Parasit befällt Hunde und wilde Kaninchen. Zwischenwirte sind Schaf, Rind und Pferde. Die Übertragung erfolgt vom Hund auf den Menschen im direkten Kontakt oder über die Exkremente der Zwischenwirte. Auf dem Blutweg gelangen die Parasiten in die Leber, seltener in Lunge, Gehirn und Milz und entwickeln sich dort mit vielen kleinen Bläschen innerhalb einer große Zyste beziehungsweise einer Blase, welche von einer Kapsel umgeben ist. Ihre operative Entfernung in Leber und Lunge ist relativ einfach.
2. Echinococcus alveolaris (Fuchsbandwurm). Er lebt im Darm der Füchse, seltener von Hunden und Katzen und wird von Zwischenwirten wie Fledermäusen und anderen Nagetieren übertragen. Die Übertragung auf den Men-

schen erfolgt über infizierte Beeren und Pilze sowie durch mangelhafte Hygiene beim Zerlegen kranker Tiere. Diese Form des Parasiten ist ungleich gefährlicher, manchmal sogar unheilbar, weil er ähnlich wie eine bösartige Geschwulst in das Organ hineinwächst.

Eid des Hippokrates
Ärztlicher Sittenkodex, der jahrhundertelang für die Standesethik bestimmend war. Hippokrates war vermutlich nicht der Verfasser, sondern die pythagoräische Schule in der zweiten Hälfte des 4. Jahrhunderts. Die Absage an die Beihilfe zum Selbstmord (Giftmorde) führt ebenso auf die pythagoräische Ethik zurück wie auch das Verbot der Abtreibung.

Elektrolyte
Im Blutserum gelöste Teilchen (Ionen) der organischen und anorganischen Salze. Störungen des Gleichgewichtes zwischen positiv und negativ geladenen Ionen werden durch Zufuhr entsprechend zusammengesetzter Elektrolytlösungen ausgeglichen, die in Form von intravenösen Infusionen verabreicht werden.

Endoskopie
Die Betrachtung und Ausleuchtung von Körperhöhlen zu diagnostischen Zwecken mit Hilfe von starren oder biegsamen Instrumenten, welche mit optischen Systemen und Beleuchtungseinrichtungen ausgestattet sind.

Euthanasie (Sterbehilfe)

Sterbehilfe zum Beispiel durch Schmerzlinderung mit lebensverkürzender Wirkung ist juristisch umstritten, in der täglichen Praxis bei unheilbar Kranken unumgänglich und abhängig von der Einwilligung des Patienten. Die Sterbehilfe durch Verzicht auf eine lebensverlängernde Therapie (passive Euthanasie) fällt juristisch in die Kategorie des Unterlassens. Wesentlich ist der Wille beziehungsweise der mutmaßliche Wille eines entscheidungsfähigen beziehungsweise entscheidungsunfähigen Patienten. Das Selbstbestimmungsrecht des Patienten schließt auch die Todesfolge dieser Maßnahmen ein. Der Abbruch apparativer Dauerbehandlung ist ein Sonderfall und wird ebenso wie die erwähnten Formen der Sterbehilfe heftig diskutiert. Die Sterbehilfe durch gezielte Lebensverkürzung (aktive Euthanasie) auf Verlangen des Patienten ist ein strafbares Tötungsdelikt.

Exkulpation

Rechtfertigung, Freisprechen von Schuld.

Exsudat

Entzündliche, eiweißreiche Flüssigkeit, die sich zum Beispiel bei einer Bauchfellentzündung zwischen den Darmschlingen und insbesondere am tiefsten Punkt der Bauchhöhle (→*Douglasscher Raum)* ansammelt.

Fremdkörper (Corpus alienum)

In Wunden oder in Körperhöhlen zurückgelassene Fremdkörper haben in der Chirurgie große zivil- oder strafrechtliche Bedeutung. Unterschieden wird zwischen röntgenundurchlässigen, zum Beispiel metallenen, Instrumenten und röntgendurchlässigen Gegenständen, zum Beispiel Mullplatten und Tupfer. Bei größeren Metallgegenständen liegt klares Verschulden von seiten des Arztes vor. Das Arbeitsteilungsprinzip zwischen Arzt und Schwester gilt in diesem Falle nicht. Der Arzt ist verpflichtet, nachzufragen und Stichproben zu machen, um die instrumentierende Schwester an die notwendige Kontrolle zu erinnern.

Gastroduodenalulkus

Geschwüre des Magens und des Zwölffingerdarmes. →*Magen- und Zwölffingerdarmgeschwür*e

Gastroenterologie

Teilgebiet der inneren Medizin, das sich mit der Funktion, Diagnostik und den Erkrankungen der Leber, der Galle und Gallenwege, der Bauchspeicheldrüse, des Magens und Darmes befaßt.

Gelbsucht

Gelbliche Verfärbung von Haut, der Skleren (Lederhaut der Augen) und der Schleimhäute durch Übertritt der Gallenfarbstoffe von den Leberzellen in das Blut. Hauptursache ist die Leberzellschädigung und die mechanische Gallestauung durch Steine oder Tumoren (sogenannter → *Verschlußikterus*)

Hämoglobin

In den roten Blutkörperchen enthaltener Blutfarbstoff. Seine Verminderung ist ein sicheres Kriterium für eine Blutarmut.

Herzklappen

Vorhöfe und Herzkammern sind jeweils durch einen ventilartig funktionierenden Klappenapparat voneinander getrennt. Das gleiche gilt für die Ausstrombahn der linken und rechten Herzkammer gegen die rechtsseitige Lungenarterie und die linksseitige Hauptschlagader. Die sehnigen Klappen verschließen den vorgeschalteten Raum nach Auspumpen des Blutes und öffnen sich wiederum im Blutstrom wie Segel im Wind.

Herz-Lungen-Maschine (HLM)

Apparat, der während des Eingriffs am ausgeschalteten stillstehenden Herzen die Kreislauffunktion von Herz und Lunge ersetzt. Pumpen übernehmen den Bluttransport in sämtliche Körperbereiche, und eine sogenannte künstliche Lunge sorgt für die Anreicherung des durchfließenden Blutes mit Sauerstoff.

Herzrhythmusstörung

Die Automatie des Herzrhythmus wird von dem natürlichen Schrittmacher, dem sogenannten Sinusknoten, einer Reizbildungsstelle im Bereich des rechten Vorhofes, geregelt. Weitere nachgeschaltete Reiz-bildungszentren liegen zwischen Vorhöfen und Kammern und in der Muskulatur selbst. Veränderungen in diesem System führen zu Unregelmäßigkeiten des Herzschlages, im Extremfall zum Herzstillstand.

Hilus

In der Leber bezeichnet man als Hilus die Eintrittsstelle der großen ernährenden Gefäße, der Hauptvenen und der Gallengänge, in die Leber.

Ileus

→ *Darmverschluß*

Infauste Prognose

Die Voraussage eines Krankheitsverlaufes (Prognose) ist infaust, wenn die Situation als sehr bedrohlich oder gar aussichtslos angesehen wird.

Insuffizienz

Nicht ausreichende Funktion eines Organs, zum Beispiel Herzinsuffizienz. Im Falle einer Naht an Magen oder Darm bedeutet Insuffizienz Undichtigkeit der Nähte mit Austritt von Sekreten.

Intestinum (Darm)

Mit intestinal bezeichnet man alle Vorgänge und Erscheinungen, die mit dem Darm in Verbindung stehen.

Intubationsnarkose

Narkose in künstlicher Beatmung der Lunge nach Einführen eines Kunststoffschlauches in die Luftröhre (Intubation). Die Muskulatur einschließlich der Atemmuskeln ist während der Narkose gelähmt.

Inzision
Einschnitt

Kardiakarzinom
Krebsgeschwulst am Übergang von der Speiseröhre zum Magen, knapp unter dem Zwerchfell gelegen. Das Karzinom der Kardia bereitet dann chirurgisch besondere Schwierigkeiten, wenn seine radikale Entfernung vom Bauchraum nicht durchführbar ist und der Brustkorb ebenfalls eröffnet werden muß.

Karzinom
Krebsgeschwulst

Koagulation
Elektrische Verschorfung kleinerer blutender Gefäße zur Blutstillung.

Kreuzprobe
Vor jeder Bluttransfusion wird Spender- und Empfängerblut auf Blutgruppengleichheit beziehungsweise -verträglichkeit getestet →*Bluttransfusion*

Kunstfehler
Weder das Strafgesetzbuch (StGB) noch das bürgerliche Gesetzbuch (BGB) kennt den Begriff des Kunstfehlers. Man spricht besser vom ärztlichen Behandlungsfehler. Ganz allgemein wird darunter die fehlerhafte und unsachgemäße Handlung beziehungsweise ein Verstoß gegen die anerkannten Grundsätze der Wissenschaft verstanden.

Kunststoffventile
Apparate, die nach Entfernung erkrankter Herzklappen deren Funktion übernehmen. →*Herzklappen*

Leuchtspatel
Instrument, mit dem beim narkotisierten Patienten der Unterkiefer angehoben und die Stimmbänder des Kehlkopfes mit Hilfe einer kleinen Lampe dargestellt und beleuchtet werden, um unter Sicht einen Tubus in die Luftröhre einführen zu können. →*Intubationsnarkose*

Leukoplakie
Verhornung der Mund- und Lippenschleimhäute, auch der Genitalien, mit weißlichen Verdickungen, welche als Vorstadium einer bösartigen Entartung zu werten sind.

Lungenödem
Flüssigkeitsansammlung im Lungengewebe, zum Beispiel infolge einer Blutstauung bei Funktionsstörung des linken Herzens.

Lymphangiose
Ausbreitung einer bösartigen Geschwulst in den Lymphwegen. Zeichen einer bereits weit fortgeschrittenen Krebsausbreitung.

Lymphom
Lymphknotenschwellung

Magen- und Zwölffingerdarmgeschwüre
Entstehung durch Einwirkung der salzsäurehaltigen Magensäfte auf die Schleimhaut des Magens und

des Zwölffingerdarmes sowie durch eine Infektion mit dem Bacterium Helicobacter. Die operative Behandlung des Geschwürleidens bestand früher aus den Resektionsverfahren (→*Billroth-Operationen*) und der →*Vagotomie*, der Durchtrennung der Magennerven. Heute werden Magen- und Zwölffingerdarmgeschwüre medikamentös mit sogenannten H_2-Blockern behandelt.

Medizinalassistent
Früher mußte der Arzt nach dem ersten Staatsexamen, dem Rigorosum, eine einjährige Medizinalassistentenzeit absolvieren. Während dieser Zeit war er nicht zu selbständigen Handlungen berechtigt, es sei denn unter der Beaufsichtigung und mit ausdrücklicher Genehmigung der ausbildenden Ärzte. Zur Zeit muß zusätzlich zur Medizinalassistentenzeit das $1^1/_2$ jährige praktische Jahr (Arzt im Praktikum) absolviert werden, bevor die volle Approbation als Arzt erteilt wird.

Metastasen
Absiedelungen von Gewebeteilen eines Tumors in anderen Organgebieten, wo sie zu «Tochtergeschwülsten» heranwachsen. Die Verschleppung von Tumorzellen erfolgt auf dem Blutwege oder über die Lymphbahnen.

Nervenplexus des Armes
Sämtliche Nerven, welche die Muskulatur des Armes versorgen oder Schmerzreize zum Rückenmark leiten, verlaufen in großen Bündeln von der Halswirbelsäule beziehungsweise vom Halsrückenmark kommend im oberen Bereich der Achselhöhle.

Öhleckersche (biologische) Vorprobe
Vor Durchführung einer Bluttransfusion können durch Injektion von geringen Mengen des Blutspenderblutes in die Blutbahn des Empfängers aus den Reaktionen des Empfängers Rückschlüsse auf die Verträglichkeit beziehungsweise die Blutgruppengleichheit gezogen werden. Sie wird heute routinemäßig nicht angewandt.

Palliativeingriffe
Eingriffe, welche die Lebensqualität des Kranken verbessern, ohne daß die Grundkrankheit geheilt wird, vielfach angewandt bei unheilbaren Krebskranken. Es wird dabei zeitweilig eine Organfunktion wiederhergestellt, zum Beispiel durch Umleitung des Darminhaltes über benachbarte Darmschlingen unter Umgehung des tumortragenden Teiles, der nicht reseziert wird.

Pankreas
→*Bauchspeicheldrüse*

Peristaltik
Durch die Darmmuskulatur hervorgerufene Kontraktionswellen des Darmes, wodurch der Darminhalt weitertransportiert wird.

Peritonitis (Bauchfellentzündung)
Das sogenannte Bauchfell ist eine zarte Haut, die die Bauchwand von innen auskleidet und sämtliche Organe, einschließlich des Darmes, umkleidet. Diese Gewebsschicht (→*Serosa*) sondert eine Flüssigkeit ab, die für die reibungslose Bewegung der Darmschlingen sorgt. Entzündungen der Bauchorgane sowie Perforation des Blinddarmes, der Gallenblase oder des Darmes führen zu lebensbedrohlichen Bauchfellentzündungen. Die Ausbreitung der Entzündung führt zu Sekret und Eiteransammlungen zwischen den zahlreichen in vielen Windungen verlaufenden Dünndarmschlingen, zu deren Verklebungen und Abknickungen und als Folge davon zu einem Darmverschluß.

Perkussion
Das Abklopfen der Körperoberfläche mit den Fingern. Die Schallqualitäten lassen Rückschlüsse auf die Beschaffenheit der darunterliegenden Gewebe zu. So bewirkt zum Beispiel eine Flüssigkeitsansammlung (Sekret) in der Lunge eine Dämpfung des Schalles.

PTC (Percutane, transhepatische Cholangiographie)
Nach Punktion von außen durch die Haut mit einer langen Kanüle werden die Gallengänge in der Leber mit Kontrastmittel gefüllt und dargestellt.

Resektion
Das operative Entfernen eines erkrankten Organteiles oder Knochens.

Resorptionsfieber
Reaktion des Körpers auf den Zerfall des Eiweißes im Tumorgewebe.

Rhythmusstörung
Störung des Herzrhythmus durch krankhafte Veränderungen des sogenannten Reizleitungssystems. →*Herzrhythmusstörung*

Schnellschnittdiagnostik
Schnelle, vereinfachte mikroskopische Untersuchung einer meist während der Operation entnommenen und in Eis gelegten Gewebeprobe. Das Ergebnis liegt bereits 20 bis 30 Minuten nach Gewebeentnahme vor und ist wesentlich für die Entscheidungen, die während der Operation getroffen werden müssen.

Selbstanzeige
Die Beziehung zwischen Arzt und Patient wird vertraglich nach dem bürgerlichen Recht geregelt. Es handelt sich um einen Dienstvertrag, wobei der Arzt nicht den Erfolg seiner Therapie verspricht. Er verpflichtet sich aber dem Patienten gegenüber, die Behandlung nach allen Regeln der Kunst durchzuführen. Da bei Fehlern beziehungsweise Mißerfolgen neben der zivilrechtlichen Haftung auch ein Strafprozeß wegen fahrlässiger Tötung oder Körperverletzung resultieren kann, ist niemand gezwungen, Selbstanzeige zu stellen und eine strafrechtliche Verfolgung ge-

gen sich selbst zu beantragen. Der Arzt steht hier zwischen der Rechtspflicht und der ethischen Verpflichtung.

Serosa
Feine äußere Wandschicht an Darm und Magen (Bauchfell). Diese Haut garantiert zusammen mit der Flüssigkeit im Bauchraum das reibungslose Gleiten der Darmschlingen.

Sonographie
Ultraschalldiagnostik. Das Prinzip beruht darauf, daß die Gewebe in unterschiedlicher Weise Ultraschallwellen, die von außen in den Körper gesendet werden, reflektieren.

Sorgfaltspflicht
Der Bundesgerichtshof hat in weitem Umfang Maßstäbe für den Begriff geprägt. Auch in Fällen, wo nicht grundsätzlich eine medizinische Maßnahme von der Kunstregel abweicht. Das Recht «fordert diejenige Sorgfalt, die der Verkehr von einem ordentlichen, pflichtgetreuen Durchschnittsarzt oder Facharzt in der konkreten Situation erwartet» (Bundesgerichtshof).

Spiegelbildungen
Flüssigkeit in Darmabschlingen stellt sich im Röntgenbild in waagrechten Konturen dar, entsprechend der Flüssigkeitsbegrenzung in einer Wasserwaage. Aus der Konfiguration der Darmspiegel im Röntgenbild können diagnostische Rückschlüsse auf einen Darmverschluß gezogen werden.

Stiltupfer
Kleine, etwa pflaumengroß zusammengefaltete Mullkompressen, die fest in ein zangenförmiges Instrument eingeklemmt werden, damit sie nicht unkontrolliert in der Bauchhöhle verschwinden. Grundsätzlich dürfen auch größere Mullkompressen mit einer Fläche von etwa 25 bis 30 cm^2 von der instrumentierenden Schwester nicht lose angereicht werden, sondern müssen ebenfalls eingeklemmt in ein Instrument verwendet werden. →*Fremdkörper*

Suizid
Das Recht zur Selbsttötung ist im Grundgesetz nicht verankert. Der Bundesgerichtshof allerdings kommt bei zahlreichen, sehr widersprüchlichen Auslegungen einzelner Autoren zu dem Schluß, daß es sich um einen Unglücksfall im Sinne des § 323 c des Strafgesetzbuches handelt, das heißt, daß niemand selbstherrlich sein Leben beenden darf. Diese Beurteilung schließt auch den Arzt ein, zumal er in vielen Fällen gar nicht beurteilen kann, ob es sich um eine krankhafte Kurzschlußhandlung oder um eine freie Willensentscheidung handelt. Es besteht allerdings ein Widerspruch in der Beurteilung der ärztlichen Hilfeleistung. Auf der einen Seite macht sich der Arzt strafbar, wenn er im Falle des Suizids keine Hilfe leistet, das heißt das Leben des Pa-

tienten nicht rettet, auf der anderen Seite soll er den Willen des Lebensmüden respektieren. Ist der Patient bereits bewußtlos, so wird das Gericht in der Regel den Arzt wegen «Tötung durch Unterlassen» verurteilen, wenn er nichts unternommen hat. Das Gericht wird allerdings vom Arzt beim noch nicht bewußtlosen Suizidpatienten nicht verlangen können, daß er ihn mit Brachialgewalt an seinem Vorhaben hindert.

Thrombozyten
Blutplättchen enthalten für die Blutgerinnung wichtige Faktoren und bilden durch Zusammenballen das Gerüst eines Blutgerinnsels.

Tuben
Schlauchförmig muskuläre Gewebkanäle, welche die Gebärmutter mit den Eierstöcken verbinden (Eileiter) und das reife Ei durch Kontraktionen in die Gebärmutter weiterleiten, um so die Verbindung mit den aufsteigenden Samenfäden zu ermöglichen.

Vagotomie
Durchtrennen der zum Magen führenden Fasern der Vagusnerven zur Reduzierung der Magensaftproduktion. Routineoperation vor Einführen der medikamentösen Be-

handlung des Magen- und Zwölffingerdarmgeschwüres. →*Magen- und Zwölffingerdarmgeschwüre*

Verschlußikterus
Abflußstörung der Galleflüssigkeit infolge eines Verschlusses oder Einengung der Gallenwege in und außerhalb der Leber durch Tumoren oder durch Gallensteine. →*Ikterus*

Zeugen Jehovas und Bluttransfusion
Bei ihrer Ablehnung von Bluttransfusionen berufen sich die Zeugen Jehovas auf Bibelzitate. Obwohl sich die Aussagen auf Tierblut beziehen, argumentieren sie: Wenn Tierblut vor Gott heilig ist, wieviel mehr wert ist Menschenblut. Abgelehnt wird Vollblut, Konzentrate von roten Blutkörperchen, Blutplasma, Konzentrate von Blutplättchen. Entscheidend ist bei Verwendung von eigenem Blut, daß die Blutzirkulation nicht unterbrochen wird. Die Rückführung von Blut, welches bei der Operation abgesaugt wird, wird in der Regel akzeptiert.

Zirrhose der Leber
Bindegewebliche, vernarbende Umwandlung des Lebergewebes, meist als Folge von Entzündungen und toxischen Einflüssen (Alkohol).

Anmerkungen

Anfänge

1 Rehn, L. (1897): *Über penetrierende Herzwunden und Herznaht.* Archiv klinische Chirurgie 55:315.
2 Schober, K.-L. (1995): *On the Early History of Heart Surgery.* Thoracic cardivascular Surgeon 43:207–212.
3 Rydygier, L. (1881): *Über Pylorusresektionen.* Sammlung klinischer Vorträge Nr. 220. In: Kozuschek, W., Lorenz, D., Thomas, H. (1992): *Theodor Billroth, ein Leben für die Chirurgie.* Basel/München/Paris/New York.
4 Rydygier, L. (1882): *Die erste Magenresektion beim Magengeschwür.* Berliner klinische Wochenschrift 3:79.
5 Barnard, C. N. (1968): *Human cardiac Transplantation. An evaluation of the first two operations performed at the Groote Schuur Hospital/Cape Town.* American Journal of Cardiology 22:584.
6 Mannebach, H. (1988): *Hundert Jahre Herzgeschichte.* Berlin/Heidelberg/New York, S. 80.
7 Kozuschek, W., Lorenz, D. und Thomas, H. (1992): *Theodor Billroth, ein Leben für die Chirurgie.* Basel/München/Paris/New York.
8 Péan, J. E. (1879): *De l'ablation des tumeurs de l'estomac par gastrectomie.* Gazette d. hop.

Entscheidungen

1 Goerttler, V. (1965): *Vom literarischen Handwerk der Wissenschaft.* Berlin/Hamburg, S. 68.
2 Ranke-Graves, R. (1993): Griechische Mythologie. Hamburg.

Wahrheit und Aufklärung am Krankenbett

1 Bier, A. (1934): *Die Seele.* München/Berlin.
2 Bonhoeffer, D. (1956): *Ethik.* In: Ansohn, E. (1969): *Die Wahrheit am Krankenbett.* München.

3 Oken, D. (1961): *What to tell cancer patients.* JAMA 175: 1120–1128.
4 Novak, D. H. et. al. (1979): *Changes in physicans attitudes toward telling the cancer patient.* JAMA 241:897–900.
5 Laufs, A. (1933): *Arztrecht.* München, S. 86–129.
6 Wachsmuth, W. und Schreiber, H.-L. (1982): *Die Stufenaufklärung – ein ärztlich und rechtlich verfehltes Modell.* Der Chirurg 53:594–596 und (1983): *Schlußwort zur Diskussion über die Stufenaufklärung.* Der Chirurg 54:60–61.
7 Weißhauer, W.(1983): *Erwiderung zur Veröffentlichung von W. Wachsmuth und H.-L. Schreiber, die Stufenaufklärung.* Der Chirurg 53:597–598.
8 Schreiber, H.-L. (1978): *Wahrheit am Krankenbett aus der Sicht des Juristen.* In: Zöckler, C. E. (1978): *Wahrheit am Krankenbett,* S. 36 und S. 42.

Euthanasie

1 Tacitus (1982): *Annalen.* Übers. Heller, E. *Bibliothek der Antike.* Zürich/München.
2 Edelstein, L. (1969): *Der hippokratische Eid.* Zürich/Stuttgart.
3 Weißhauer, W. und Opderbecke, W. (1995): *Behandlungsabbruch bei unheilbarer Krankheit aus medikolegaler Sicht.* Medizinrecht 11: 456–462.
4 Hanack, E.-W. (1975): *Euthanasie in strafrechtlicher Sicht.* In: Hiersche, H.-D.: *Euthanasie.* München, S. 132.
5 Schreiber, H.-L. (1986): *Das Recht auf den eigenen Tod – zur gesetzlichen Neuregelung der Sterbehilfe.* Neue Zeitschrift für Strafrecht 6:337–384.
6 Uhlenbruck, W. (1992): *Vorab-Einwilligung und Stellvertretung bei der Einwilligung in einen Heileingriff.* Chirurg BDC 31:196–204. Siehe auch: Laufs, A. (1993): *Arztrecht.* München.
7 Apostel Paulus: In: *Neues Testament.* 1. Korintherbrief 15.
8 Platon (1958): *Phaidon – Politeia.* In: Platon sämtliche Werke 3. Übers. Schleiermacher, F. Hamburg, S. 65.
9 Schur, M. (1973): *Sigmund Freud, Leben und Sterben.* Frankfurt/M, S. 438.
10 Eser, A., Koch, H. G. (1991): *Materialien zur Sterbehilfe. Eine internationale Dokumentation.* Beiträge und Materialien aus dem Max-Planck-Institut für ausländ. u. internat. Strafrecht. Freiburg.
11 Ziegler, J. G. (1975): *Römisch-Katholische Wertung der Euthanasie. Sterbehilfe und Lebensverkürzung aus moraltheologischer Sicht.* In:

Hiersche, H.-D.: *Euthanasie*. München. Siehe auch: Lessing, E. (1975): *Euthanasie aus evangelischer Sicht*. In: Hiersche, H.-D.: *Euthanasie*. München.

12 Schreiber, H.-L. (1975): *Euthanasie*. Beiträge zur gerichtlichen Medizin, Bd. XXX III. 37–42. Siehe auch: Eser, A. (1995): *Möglichkeiten und Grenzen der Sterbehilfe aus der Sicht eines Juristen*. In: Jens, W., und Küng, H.: *Menschen-würdig sterben*. Ein Plädoyer für Selbstverantwortung. München, S. 149–182.

13 Sporken, P. (1972): *Menschlich sterben*. Düsseldorf.

Hans-Rudolf Müller-Nienstedt

Geliehenes Leben

Tagebuch einer Transplantation

344 Seiten, Engl. Broschur

Die Aufzeichnungen handeln von den Erfahrungen, Gedanken und Träumen des Autors während seiner Krankheit. Sie berichten von der Entscheidungsfindung für die Transplantation, vom Warten auf das Spenderorgan und von der Zeit nach der Operation. Eine wichtige Ergänzung erfährt dieser Lebensbericht durch die Darstellung der historischen, ethischen und rechtlichen Hintergründe der Transplantationsmedizin, in der der Autor eingeht auf die aktuellen Positionen in der öffentlichen Diskussion.

Walter Verlag Zürich und Düsseldorf

Das Herz

Rhythmus und Kreislauf des Lebens
Neue Wege zu einer ganzheitlichen Heilkunde

Herausgegeben von Gion Condrau, Susanne Hahn
und Werner J. Meinhold

ca. 300 Seiten mit 20 s/w Abbildungen, Engl. Broschur

Das Herz als zentrales Organ unseres Körpers, aber auch als Mittelpunkt und Ausdruck unserer seelischen Existenz, wird aus unterschiedlichen Perspektiven in seiner Funktion, Symbolkraft und Wirkung ganzheitlich dargestellt: das Herz in der Schulmedizin und Naturheilkunde, Psychosomatik und Tiefenpsychologie, Hypnose und Kunst- wie Körpertherapie, in Kultur, Philosophie und Religion. Uraltes Wissen steht dabei gleichberechtigt neben Erkenntnissen modernster Herzforschung und weist neue Wege in Diagnostik, Selbsthilfe und Therapie.

Walter Verlag Zürich und Düsseldorf